Ayurveda für Anfänger

Entdecken Sie das verborgene Wissen der indischen Heilkunde und führen Sie Ihren Körper zu mehr Gesundheit, Entspannung und Vitalität

Haftungsausschluss

Rechts- und Schadenersatzansprüche sind ausgeschlossen. Das Werk inklusive aller Inhalte wurde unter größter Sorgfalt erarbeitet. Dennoch können Druckfehler und Falschinformationen nicht vollständig ausgeschlossen werden. Der Verlag und auch der Autor übernehmen keine Haftung für die Aktualität, Richtigkeit und Vollständigkeit der Inhalte des Buches, ebenso nicht für Druckfehler. Es kann keine juristische Verantwortung sowie Haftung in irgendeiner Form für fehlerhafte Angaben und daraus entstandenen Folgen vom Verlag bzw. Autor übernommen werden. Für die Inhalte von den in diesem Buch abgedruckten Internetseiten sind ausschließlich die Betreiber der jeweiligen Internetseiten verantwortlich.

Inhalte von Internetseiten, die von diesem Buch aus verlinkt wurden, können sich ändern, ohne dass der Autor davon Kenntnis erhält. Von Inhalten und Gestaltungen von über Links zu erreichenden Seiten, die nach der Linksetzung verändert wurden, distanzieren wir uns daher ausdrücklich und lehnen jede Verantwortung ab, sollten diese gegen Gesetze / Rechtsvorschriften oder ähnliches verstoßen. Die Meinung von verlinkten Seiten kann, muss aber nicht unsere Meinung darstellen, selbst dann nicht, wenn diese allen Gesetzen und Vorschriften Genüge tun.

INHALTSVERZEICHNIS

VORWORT

Ayurveda gilt als die älteste noch heute praktizierte Heilkunst der Welt. In Indien und Sri Lanka setzen auch Ärzte noch heute auf die vielfältigen ayurvedischen Methoden, die sich sowohl in der Theorie als auch in der Praxis drastisch von der westlichen Medizin unterscheiden – und sie können gute Erfolge verzeichnen. Eingebunden ist das Ayurveda in das hinduistische Religions- und Philosophiesystem. Die alte indische Heilkunst trifft andere Prämissen als die westliche Medizin, handelt anders als die westliche Medizin und bietet in der heutigen Zeit auch westlichen Menschen Hilfe bei diversen Problemen. Aus modern-westlicher Sicht kann von einem ganzheitlichen Heilsystem gesprochen werden. Im Ayurveda findet keine Reduktion auf bestimmte Symptome bzw. Beschwerden statt. Im Ayurveda soll der Mensch als Ganzes geheilt und in Harmonie gebracht werden. Lassen Sie sich auf das Ayurveda ein, funktionieren Sie also nicht nur wieder – Sie kommen in Einklang mit sich selbst, werden gesund, entspannt und ändern Ihr Leben zum Positiven!

Wollen auch Sie vom uralten ayurvedischen Wissen profitieren, gesünder leben und mehr auf sich selbst achten, ist dieses Buch genau richtig für Sie! Ayurveda kann Sie auf dem Weg in ein besseres, gesünderes Leben unterstützen. Wie bereits das Inhaltsverzeichnis verdeutlicht, findet keine Beschränkung auf einen bestimmten Teilbereich der Ayurveda-Lehre statt. Wir bieten Ihnen vielmehr ein umfassendes und dennoch leicht und ohne Vorkenntnisse verständliches Einführungswerk.

Nach einem Überblick über Geschichte und Gegenstandsbereich des Ayurvedas folgt ein Überblick über die Grundannahmen der hinduistischen Gesundheits- und Medizinallehre. Hierbei wird sowohl in das Dosha-Konzept als auch in die Funktionsweise des Körpers mit starkem Fokus auf das Verdauungsfeuer Agni, in den Gesundheitsbegriff des Ayurvedas, in das ayurvedische System der Psyche und in das grundlegende Weltverständnis des Hinduismus, ohne welches die Ayurveda-Lehre nicht vollständig zu verstehen ist, eingeführt.

Der praktische Teil dieses Buches widmet sich Prävention und Therapie im Ayurveda. Hierbei werden grundlegende Maßnahmen vorgestellt und in den Kontext der Ayurveda-Lehre eingeordnet. Selbstverständlich bieten wir Ihnen auch zahlreiche praktische Tipps, die Sie anwenden können, um Ihren Alltag gesünder und entspannter zu gestalten.

Weiterhin enthält der praktische Teil eine kurze Einführung in die Ernährungs- und Gewürzlehre des Ayurvedas. Hierbei werden Vata-, Pitta- und Kapha-Ernährung ebenso betrachtet wie grundlegende Prinzipien der Nahrungszubereitung und -aufnahme.

Abschließend erhalten Sie einige praktische Asana-Yoga-Übungen sowie eine Einführung in die Meditation und insgesamt 15 ayurvedische Rezepte

Wie hilft Ihnen dieses Buch?

Nach der Lektüre dieses Buches verfügen Sie über ein sehr breites Grundwissen im Ayurveda-Bereich und sind in der Lage, Ihren Alltag nach den ayurvedischen Lehren zu gestalten und so im ayurvedischen Verständnis zu mehr Gesundheit zu gelangen. Wie Sie sehen, wurde besonderer Wert auf die enge Verzahnung von Theorie und Praxis gelegt.

Mit dieser Lektüre wird es Ihnen möglich, das alte indische Wissen in Ihrem Alltag anzuwenden – die praktischen Tipps und Übungen und die ayurvedischen Rezepte schlagen schließlich die Brücke in Ihr Alltagsleben. So wird der Nutzen ganz konkret: Sie können gesund werden und Gleichgewicht im Sinne des Ayurvedas erreichen.

Was wir Ihnen also bieten ist sowohl eine Einführung in die Theorie, als auch das praktische Wissen, das Sie benötigen, um gesünder und mehr im Einklang mit sich selbst zu leben. Dieses Buch hilft Ihnen, Ihr Leben in gesündere Bahnen zu lenken.

Was ist Ayurveda?

Ayurveda ist weit mehr, als im Westen häufig angenommen wird. Wer hierzulande von Ayurveda hört, denkt in erster Linie an fragwürdige Wellnessbehandlungen. Diese haben jedoch nur wenig mit dem klassischen Ayurveda gemein und werden ausschließlich im Westen isoliert und zu kosmetischen Zwecken angewendet.

In Asien – besonders in Indien, Sri Lanka und Nepal – wird Ayurveda als Medizin- bzw. Heilsystem betrachtet. Ayurveda ist also keineswegs eine einzelne Therapieform. Es handelt sich vielmehr um ein ganzes medizinisches System mit eigenen Grundannahmen und verschiedensten Therapie- sowie Präventionstechniken.

Hierbei ist zu beachten, dass Ayurveda keinesfalls eine neumodische Erscheinung ist. Die Heilkunst stammt aus der vedischen Zeit. Älteste Überlieferungen einer indischen Heilkunst dieser Zeit stammen aus dem 2. Jahrtausend vor Christus. Diese Schriften sind also Vorläufer des Ayurvedas zu verstehen, das sich etwa 500 vor Christus als eigenständiges indisches Medizinsystem herausbildete. Um den Beginn der christlichen Zeitrechnung – also etwa um das Jahr 0 herum – wurden die heute wichtigsten ayurvedischen Schriften in der Sanskrit-Sprache verfasst. Das gesamte ayurvedische System wurde in acht Traktaten festgehalten, die heute jedoch nicht vollständig erhalten sind. Die heutige ayurvedische Medizin baut also ausschließlich auf den erhaltenen Überlieferungen auf. Es bleibt festzuhalten, dass das Ayurveda eine sehr alte Heilkunst ist und ein gesamtes System mit eigenen Grundannahmen über die Beschaffenheit des Menschen sowie über Gesundheit und Krankheit darstellt. Näheres zur Entwicklung und Geschichte findet Sie im nächsten Kapitel.

Ayurveda steht in enger Beziehung mit dem Hinduismus und lässt sich als Ganzes nicht getrennt von diesem betrachten. Anders formuliert: Ayurveda kann als das Medizin- bzw. Heilsystem des Hinduismus aufgefasst werden. Als solches steht es ebenfalls in enger Verbindung mit dem Yoga, das ebenfalls zur hinduistischen Tradition zu zählen und nur schwer getrennt von dieser zu betrachten ist.

Der Hinduismus als Religion und Philosophiesystem verfolgt vier grundlegende Lebensziele. Diese vier Lebensziele sind folglich auch für das Ayurveda und das Yoga von zentraler Bedeutung. Nachfolgend sollen sie kurz vorgestellt werden.

Die vier Lebensziele im Hinduismus

- Artha

Artha lässt sich grob als materieller Wohlstand beschreiben. Während die im Westen bekannteste und am weitesten verbreitete Religion – das Christentum – die Armut preist und Demut lehrt, streben Hindus einen gewissen materiellen Wohlstand an. Das Ziel des Artha beschreibt weiter betrachtet das Erreichen der weltlichen Ziele – das Aufbauen von Wohlstand, die Versorgung mit materiellen Gütern, das Befriedigen der menschlichen Begierden nach Materiellem. In diesem Punkt unterscheidet der Hinduismus sich im Übrigen grundsätzlich vom Buddhismus, der das Loslassen alles Wollens, das Aufgeben der Anhaftung lehrt.

- Kama

Kama beschreibt sinnliche Freude. Sinnliche Lust und die Freude an Lust und Liebe sind als Lebensziel tief im Hinduismus verwurzelt. Hierin besteht ein weiterer zentraler Unterschied zum Christentum, welches das freie Ausleben und die Hingabe an sinnliche Lüste aller Art eher negativ betrachtet. Der Hinduismus vertritt hier eine gegenteilige Meinung, wobei nicht angenommen werden sollte, dass maßloses Vergnügen im Sinne des Hinduismus sei. Übermäßige Sinnesbefriedigung wird auch dort abgelehnt, da sie eben nicht mehr als Ausdruck der Freude am Sinnlichen, sondern als getriebene Hingabe an dieses, als Form von Sucht oder als zu Frustration und eben keineswegs zu Freude führend zu verstehen wäre.

Im Kontext des Kamas als Lebensziel sei auch auf das berüchtigte Buch des Kamasutras hingewiesen. Hierbei handelt es sich gewissermaßen um eine Anleitung zum Erlangen sinnlicher Freude auf sexueller Ebene.

- Dharma

Dharma bezeichnet die Pflicht, auf die rechte Art zu leben. Die Kastenregelung mit ihren umfassenden Beschreibungen der Rechte und Pflichten der jeweiligen Kastenmitglieder ist als Ausdruck dieses Lebensziels zu verstehen. Durch die extreme Regelung des jeweiligen Lebens wird den Menschen vorgegeben, auf welche Art sie ihr Leben zu führen haben. Folgen sie diesen Regeln, erreichen sie Dharma.

Dharma beschreibt damit auch moralisch und religiös richtiges Handeln. Auch hier gelten recht strenge Regeln als Richtschnur und Maßstab. Religiöse Riten und Traditionen sind beispielsweise nach strengen Vorgaben auszuführen, um der rechten Lebensführung gerecht zu werden – auch dies trägt dazu bei, Dharma zu erreichen. Wer Dharma erreicht, lebt folglich so, wie die hinduistischen Lebensregeln, die sehr weitreichend und umfassend sind, es ihm vorgeben. Im Hinduismus ist ein Karma-Konzept verankert: Wer nach den für ihn gültigen Regeln handelt, erhält positives Karma. Wer gegen die für ihn gelten Regeln verstößt, erhält hingegen negatives Karma. Das hinduistische Karma-Konzept ist damit grundlegend vom buddhistischen zu unterscheiden.

- Moksha

Moksha ist im Hinduismus das höchste Ziel. Es steht über den drei anderen Zielen und bezeichnet die Erleuchtung, Erlösung oder geistige Befreiung. Moksha steht nicht nur über den anderen drei Lebenszielen, es geht weit über sie hinaus, beschreibt es doch das Ausbrechen aus dem Kreislauf der Wiedergeburten. Wird Moksha erreicht, erlöschen mit dem Kreislauf der Wiedergeburt auch die drei anderen Lebensziele. Moksha kann als synonym mit dem buddhistischen Begriff des Nirvanas betrachtet werden.

Ayurveda dient vor allem dem Erreichen des Dharmas. Dharma als rechte Art zu leben stellt im hinduistischen Verständnis gleichzeitig die Grundlage von Glück und Gesundheit dar. Da Ayurveda zur Gesundheit führt und diese ohne Dharma nicht möglich ist, trägt Ayurveda definitiv zum Erreichen des Dharmas bei.

Übersetzt bedeutet „Ayurveda“ im Übrigen so viel wie „Das Wissen des Lebens“.

Geschichte des Ayurveda

Eine kurze Wiedergabe der Geschichte des Ayurvedas kann an dieser Stelle nur schwer erfolgen. Dies ist weniger auf den naturgemäß beschränkten Platz, den ein Buch bietet, als vielmehr auf den Umstand, dass die Geschichte des Ayurvedas größtenteils nicht bekannt ist, zurückzuführen. Aus diesem Grund wird dieses dritte Kapitel sich auf einige exemplarische Beispiele aus der ayurvedischen Geschichte beschränken und nicht versuchen, einen Rundumüberblick zu leisten.

Bekannt ist heute, dass sich der Ursprung des Ayurvedas in der vedischen Zeit finden lässt. Wie im vorherigen Kapitel bereits erwähnt wurde, sind die ältesten Schriften, die heute als Vorläufer des Ayurveda betrachtet werden, etwa 3000 Jahre alt. Diese Vorläuferwerke stellen jedoch kein umfassendes System dar. Sie sind vielmehr als praktische Hinweise bezüglich der Heilung von Krankheiten zu verstehen. Sie umfassen dabei sowohl eine Heilpflanzenlehre als auch Zaubersprüche und ähnliche Elemente, die sich im heutigen Ayurveda teilweise wiederfinden lassen, teilweise jedoch komplett verschwunden sind.

Später wurde dann ein ganzes Medizinsystem entwickelt, auf dem die ayurvedische Medizin auch heute noch basiert. Herausragend ist das Buch „Charaka

Samhita“, das das gesamte ayurvedische System beschreibt.

Die drei wichtigsten Werke des Ayurvedas sollen nachfolgend kurz vorgestellt werden. Diese drei Werke gelten als Standardwerke des Ayurvedas und werden noch heute in der Ausbildung ayurvedischer Ärzte studiert. Die genaue Datierung der Werke ist nicht bekannt, sie werden jedoch in die klassische ayurvedische Periode zwischen 500 v. Chr. Und 1000 n. Chr. eingeordnet.

Die drei Hauptwerke des Ayurvedas

- Sushruta Samhita

Die Inhalte dieses Hauptwerks werden dem indischen Arzt Sushruta zugeschrieben.“Sushruta Samhita“ bedeutet soviel wie „Sammlung des Sushruta“. Es kann also angenommen werden, dass es sich um eine Sammlung der Lehren dieses indischen Arztes handelt. Sushruta soll im 6. Jahrhundert vor Christus gelebt haben. Das Buch hingegen stammt aller Wahrscheinlichkeit nach aus der Zeit um das Jahr 350 nach Christus.

Sushruta beschrieb vor allem chirurgische Eingriffe und das zur damaligen Zeit verwendete Operationsbesteck. Beschrieben werden unter anderem Staroperationen, Eingriffe bei Knochenbrüchen, Stein- und Kaiserschnitte sowie Nasenplastiken und Hauttransplantationen.

- Charaka Samhita

Die „Sammlung des Charaka“ ist das wohl bekannteste und älteste Buch des Ayurvedas. Es ist sehr umfangreich und beschreibt ein gesamtes Medizinsystem. Anders als die Sammlung des Sushruta findet also keine Beschränkung auf bestimmte medizinische Techniken statt.

Unterteilt ist das Buch in acht Abschnitte bzw. Unterbücher. Im ersten Abschnitt werden allgemeine Prinzipien der Medizin abgehandelt. In diesem Abschnitt finden sich die theoretischen Grundlagen der ayurvedischen Medizin. Das ayurvedische Verständnis von Gesundheit und Krankheit wird hier ebenso behandelt wie die drei Doshas und verschiedene andere grundlegende Theorien der ayurvedischen Medizin. Wer tiefer in die Thematik einsteigen will, sollte diesen ersten Abschnitt des Charaka Smahita in jedem Falle lesen.

Im zweiten Abschnitt wird die ayurvedische Krankheitslehre beschrieben. Es findet jedoch eine Beschränkung auf einige Krankheitsbilder statt. Hier muss jedoch angemerkt werden, dass eine derart genaue Differenzierung, wie sie heute üblich ist, zur Zeit der Entstehung des Buches nicht bekannt war. Für die damalige Zeit ist die Krankheitslehre als umfassend zu verstehen.

Im dritten Abschnitt wird die ayurvedische Diagnostik beschrieben, während das vierte Kapitel sich der ayurvedischen Philosophie, der Anatomie und der Embryologie widmet. Der fünfte Abschnitt widmet sich wiederum der Diagnostik, legt dabei jedoch verstärkten Wert auf die Prognosestellung. So wird etwa vermittelt, woran die Unheilbarkeit einer Krankheit und der nahende Tod zu erkennen seien.

Therapiemethoden werden im sechsten Abschnitt beschrieben. Der siebte Abschnitt widmet sich Heilmitteln und pharmazeutischen Methoden, während der achte Abschnitt weitere Therapieformen vorstellt.

Verfasst wurde das umfangreiche Werk vermutlich im zweiten oder dritten Jahrhundert vor Christus. Es ist davon auszugehen, dass es auf der Basis älterer Vorlagen entstand. Die Gliederung in acht Abschnitte geht auf eine Überarbeitung des Werks im vierten oder fünften Jahrhundert nach Christus zurück.

Der indische Arzt Charaka, der das Buch verfasst haben soll, wird auch in vielen lateinischen Übersetzungen arabischer Medizinbücher erwähnt.

- Ashtanga Hridaya

Dieses Buch, das von Vaghbhata, der zwischen 550 und 600 vor Christus gelebt haben soll, verfasst worden sein soll, stellt ebenfalls einen Gesamtüberblick über die ayurvedische Lehre dar. Es basiert auf den Schriften Charakas und Sushrutas. Vermutlich flossen auch bei diesem Werk zusätzlich andere Bücher ein, die nicht erhalten sind.

Gegliedert ist dieses Buch in sechs Abschnitte. Im ersten Abschnitt werden die allgemeinen Prinzipien behandelt, im zweiten wird der menschliche Körper näher betrachtet. Der dritte Abschnitt widmet sich der Diagnose von Krankheiten, während im vierten Abschnitt verschiedene Heilmethoden beschrieben werden. Im fünften Abschnitt wird die Herstellung von Arzneimitteln behandelt. Der sechste Abschnitt behandelt übrige Themen – unter anderem Kinderbehandlung, Geistervertreibung, Prävention und Diagnose sowie Therapie spezieller Erkrankungen, die im restlichen Buch nicht abgehandelt wurden.

Der Titel des Buches bedeutet übersetzt etwa „Das achtfache Herz".

Ayurvedische Medizin in Europa

In der heutigen Zeit wird gerne angenommen, die ayurvedische Medizin sei in Europa bis vor wenigen Jahren vollkommen unbekannt gewesen. Dem ist jedoch keineswegs so. Bereits in der Antike waren einige Grundlagen der ayurvedischen Medizin in Europa bekannt. So finden sich laut dem französischen Indologen Jean Filliozat etwa in der hippokratischen Sammlung mehrere direkte Referenzen, die recht eindeutig darauf hinweisen, dass indische Arzneien und Rezepte im antiken Griechenland bekannt waren und genutzt wurden.

Weiterhin ist auf den regen Handelsverkehr zwischen dem Römischen Reich und Indien hinzuweisen. Es ist durchaus denkbar, dass auf diesem Wege nicht nur

Gewürze, sondern auch Informationen und medizinisches Wissen ausgetauscht wurden.

Zum dritten der genannten Hauptwerke des Ayurvedas sind überdies etliche Kommentare überliefert, die aus dem 6. Jahrhundert, dem 8. Jahrhundert sowie aus dem Hochmittelalter stammen. Ferner erinnern einige der Ausführungen Hildegard von Bingens stark an den Text des Ashtanga Hridaya, was darauf schließen lässt, dass ihr der Text oder die darin überlieferte Lehre zumindest in Teilen bekannt waren.

Es lässt sich also festhalten, dass die ayurvedische Lehre in der Antike und im Mittelalter zumindest in Teilen und in begrenzten Kreisen auch in Europa bekannt war. Sie fand hier jedoch keine breite Rezeption und war dem Großteil der Bevölkerung unbekannt. Praktiziert wurde die ayurvedische Medizin in Europa nicht.

Ayurveda in Indien und Sri Lanka

In Indien, wo das ayurvedische System entwickelt wurde, musste es seit dem Mittelalter zahlreiche einschneidende Veränderungen erfahren. Europäische Mächte brachten ihr Weltverständnis und damit auch ihre theoretischen Grundannahmen der Heilkunst mit auf den indischen Subkontinent. Diese westliche Medizin beeinflusste den Ayurveda zunächst. Später war die traditionelle indische Heilkunst dort beinahe 150 Jahre lang verboten, was dazu führte, dass Wissen verlorenging, einige Aspekte des Systems nicht weitervermittelt werden konnten und mehrere Generationen von Ayurveda-Ärzten ausblieben. Diese historische Gegebenheit kann auch als Ursache der Tatsache gesehen werden, dass die ayurvedische Medizin in ihrem Heimatland heute keine tragende Rolle mehr einnimmt. Die westliche Medizin ist heute in Indien weiter verbreitet als die ayurvedische Heilkunst.

In Sri Lanka hingegen war der Ayurveda nie verboten und nur in begrenztem Maße westlichen Einflüssen ausgesetzt. Dies führt dazu, dass er uneingeschränkt und ohne Unterbrechungen vermittelt und praktiziert werden kann. Noch heute ist der Ayurveda in Sri Lanka fest im öffentlichen Gesundheitssystem verankert. Unterschiede bestehen auch im ayurvedischen Fundus der beiden Länder: Teilweise sind Elemente des Ayurvedas, die in Indien verlorengingen und durch andere Ideen oder Praktiken ersetzt wurden, in Sri Lanka erhalten geblieben.

Aus diesen Gründen unterscheidet sich nicht nur die Stellung der traditionellen Heilkunde in den beiden Ländern, sondern auch die Ausprägung des gelehrten und praktizierten Ayurvedas.

Vergangenheit und Gegenwart: Ayurveda heute

In der Ausbildung von Ayurveda-Ärzten werden auch heute noch die drei genannten Standard- bzw. Hauptwerke gelesen. Im Laufe der Jahrtausende sind zahlreiche Aspekte der ayurvedischen Lehre verlorengegangen. Die überlieferten Aspekte bilden jedoch auch heute noch den Kern der Ayurveda-Medizin.

In jedem Falle ist die Geschichte des Ayurvedas vor allem von Bedeutung, da sie auch die heutige Praxis des Ayurvedas prägt. Jeder Ayurveda-Arzt, der eine umfassende und fundierte Ausbildung durchlaufen hat, ist mit Werken, die mehrere tausend Jahre alt sind vertraut und verfügt über einen sehr breiten Wissensschatz. Die theoretischen Grundannahmen des Ayurvedas, die im weiteren Verlauf dieses Buches behandelt werden sollen, sind zwar nicht vollkommen unverändert geblieben; im Kern sind sie jedoch auf die klassischen Werke zurückzuführen, die vorgestellt wurden.

Das ayurvedische System des Körpers

Der menschliche Körper wird in den klassischen Schriften des Ayurveda ausführlich beschrieben. Aufbau und Funktionsweise wie sie in der Ayurveda-Lehre beschrieben werden, unterscheiden sich jedoch deutlich von den Konzepten, die in der heutigen westlichen Medizin und in den empirisch arbeitenden Naturwissenschaften vertreten werden.

Im Ayurveda sind im menschlichen Körper vier Komponenten auszumachen, aus denen er sich zusammensetzt. Diese vier Komponenten sind teilweise wiederum zu unterteilen. Der Ayurveda-Lehre zufolge setzt der Körper sich aus den Doshas, den Dhatus, dem Agni und den Malas zusammen.

- Die drei Doshas

Bei den Doshas handelt es sich um Energien, die im Körper zu finden sind und ihn durchdringen. In jedem Menschen sind alle drei Doshas zu finden. Die Verteilung der Doshas unterscheidet sich jedoch von Mensch zu Mensch. Bei jedem Individuum ist ein individuell optimaler Dosha-Zustand auszumachen – hierbei überwiegt meist ein Dosha, ein weiteres ist mittelmäßig stark vertreten, während ein anderes nur schwach ausgeprägt ist. Bei einigen Menschen sind jedoch auch alle drei Doshas stark ausgeprägt, nur eines stark ausgeprägt oder zwei stark ausgeprägt. Die Doshas und ihre Harmonie sind für die Gesundheit von zentraler Bedeutung. Im nächsten Kapitel werden die drei Doshas ausführlicher beschrieben werden.

- Die sieben Dhatus

Bei den Dhatus handelt es sich um das Gewebe des physischen Körpers. Nur, wenn gesunde Dhatus entstehen, produziert der Körper Ojas. Bei Ojas handelt es sich um eine gewebeschützende Substanz, die zusätzlich dafür sorgt, dass mehr Raum für die Lebensenergie Prana genutzt werden kann. Nähere Erklärungen zu Ojas folgen im siebten Kapitel.

- Das Agni

Beim Agni handelt es sich um das Verdauungsfeuer. Ist das Agni stark, wird die Nahrung vollständig verdaut. Ist dies nicht der Fall, entsteht Ama – gewissermaßen als schädliche Ansammlung unverdauter Nahrungsbestandteile.

- Die drei Malas

Bei den drei Malas handelt es sich um die Ausscheidungsprodukte des Körpers. Nach ayurvedischem Verständnis sind Urin, Stuhl und Schweiß als Ausscheidungsprodukte zu verstehen. Findet die Ausscheidung der Malas zeitnah und vollständig statt, trägt dies zum Gleichgewicht des Körpers und somit zur Gesunderhaltung bei. Werden Malas hingegen angesammelt, führt dies nach ayurvedischem Verständnis zu Krankheit.

Das Gesundheits- und Krankheitsverständnis des Ayurvedas fußt immer auf der Betrachtung des menschlichen Körpers als Zusammensetzung dieser vier Komponenten. Werden im Ayurveda Krankheiten, Diagnosemethoden und Therapien beschrieben, sollte also immer bedacht werden, dass diese nicht vor dem naturwissenschaftlichen System der westlichen Medizin, sondern vor dem System dieser vier Körperkomponenten und ihres komplexen Wechselspiels, das in den nächsten Kapiteln näher betrachtet werden soll, gesehen werden müssen. Viele ayurvedische Maßnahme, die einem Menschen, der ausschließlich mit dem westlich-naturwissenschaftlichen Denken vertraut ist, wenig sinnvoll erscheinen, sind absolut folgerichtig, wenn vom ayurvedischen System des menschlichen Körpers ausgegangen wird.

Die drei Doshas

Die drei Doshas sind als Energien zu verstehen, die sowohl Körper als auch Geist – zu verstehen als Psyche – durchdringen. Die Doshas selbst sind zusammengesetzt aus je zwei der insgesamt fünf Elemente. Als fünf Elemente werden Luft, Feuer, Wasser, Erde und Äther angesehen. Diese fünf Elemente unterscheiden sich durch ihre Eigenschaften, die als Gunas bezeichnet werden, voneinander. Diese Gunas werden im dreizehnten Kapitel im Zusammenhang mit der menschlichen Psyche näher betrachtet werden.

Die fünf Elemente verkörpern jeweils Prinzipien: Luft steht für Bewegung, Feuer für Umwandlung, Wasser für Fluidität, Erde für Masse und Äther für Raum. Die Eigenschaften der Elemente und die Prinzipien, die durch sie verkörpert werden, sind für die Doshas zentral. Diese Eigenschaften bilden das Dosha und bestimmen somit seine Aufgabe im Körper.

Der Mensch und die Doshas

In jedem Menschen sind alle drei Doshas zu finden. Die individuelle Ausprägung der Doshas ist jedoch von Mensch zu Mensch verschieden. Wird von einem Gleichgewicht der Doshas gesprochen, wie es im Ayurveda der Fall ist, ist damit also nicht eine prozentual gleiche Verteilung aller drei Doshas gemeint, sondern das Wiederherstellen oder Erhalten der im individuellen Fall idealen Ausprägung der Doshas im jeweiligen Patienten.

Die optimale Ausprägung der Doshas bestimmt die Konstitution des jeweiligen Menschen. Vor dem Beginn einer Ayurveda-Behandlung wird daher immer der Dosha-Typ bestimmt. Weiß der Ayurveda-Arzt, welches Dosha wie stark ausgeprägt ist, kann er seine Behandlung planen.

Vata

Das Dosha Vata setzt sich aus den Elementen Luft und Äther zusammen. Vata sorgt für Beweglichkeit und Trockenheit, gleichzeitig ist es durch den Äther-Einfluss leicht und subtil. In Körper und Geist übernimmt Vata zahlreiche wichtige Aufgaben. So ist es für Bewegung und Wahrnehmung zuständig. Zur Bewegung zählen etwa die Atmung, der Blutkreislauf, die Ausscheidung und die Übertragung von Nervensignalen. Weiterhin sorgt Vata für Antrieb, wirkt sich positiv auf die Auffassungsfähigkeit aus und entzündet das Verdauungsfeuer Agni. Insgesamt lässt sich festhalten, dass es für alle bewegten Körperfunktionen zuständig ist.

Pitta

Pitta setzt sich aus Feuer und Wasser zusammen. Es vereint damit die Eigenschaften des Feuers und des Wassers. Hieraus ergibt sich eine Kombination aus Hitze, Schärfe, Umwandlung, Flüssigkeit und Öligkeit. Folglich ist Pitta im Körper für Umwandlungsprozesse zuständig. Es sorgt für die Verdauung von Nahrung, nährt damit das Verdauungsfeuer Agni, produziert Blut, sorgt für die Hautfarbe, ist für Intelligenz und Selbstvertrauen zuständig und ist unabdingbar für das Sehvermögen.

Kapha

Kapha setzt sich aus Erde und Wasser zusammen. Es sorgt für Schwere, Stabilität, Weichheit und Öligkeit. Es macht den Körper stark und schwer. Ferner sorgt es für Schmierstoff, wo er benötigt wird. Auch die Abkühlung des Körpers, die Immunität und die Heilung sind Aufgaben des Kaphas. Kapha hält die Schleimhäute feucht, kräftigt die Organe, stabilisiert die Gelenke und ist für den Geschmackssinn zuständig.

Agni, Ojas und die Dhatus: Die Funktionsweise des Körpersystems

Agni, Dhatus, Malas und Ojas stehen in enger Wechselbeziehung. Sie beeinflussen sich gegenseitig und nehmen so Einfluss auf die Gesundheit. Bei Ojas handelt es sich um eine Art Lebenskraft, die entsteht, wenn gesunde Dhatus gebildet werden. Gesunde Dhatus wiederum werden gebildet, wenn die Malas vollständig ausgeschieden werden, was wiederum geschieht, wenn die Nahrung vollständig verdaut wird. Manche Quellen beschreiben Ojas auch als eine Art Gewebeschutz – im Sinne einer Kraft, die den Körper schützt und die Gesundheit erhält, nicht im Sinne einer schützenden Substanz.

Diese lange Kette der wechselseitigen Beeinflussungen soll nachfolgend näher erläutert werden. Zuvor jedoch steht eine genauere Betrachtung der Begriffe Agni, Ama, Prana und Ojas an.

Agni, Ama, Prana und Ojas

Beim Agni handelt es sich um das Verdauungsfeuer, das alle Umwandlungsprozesse im Körper antreibt. Bei Gesunden ist das Verdauungsfeuer stark ausgeprägt und wird beständig genährt. Schwaches Agni führt zu Krankheit. Zu den Prozessen, die durch das Verdauungsfeuer angetrieben werden, zählt der Aufbau gesunder Dhatus aus der aufgenommenen Nahrung. Als Dhatus werden alle sieben Gewebe des Körpers verstanden – Plasma, Blut, Muskeln und Haut, Fett, Knochen, Nerven und Knochenmark und Fortpflanzungsgewebe.

Die Entstehung der Dhatus vollzieht sich in einer langen Reaktionskette. Das Verdauungsfeuer treibt die Verdauung der Nahrung an. Aus der verdauten Nahrung entsteht durch den Einfluss von Agni Plasma. Plasma wird in Blut verwandelt, Blut in Muskeln und Haut usw. Das erste Dhatu entsteht also aus der verdauten Nahrung, während die anderen Dhatus aus dem jeweils vorherigen Dhatu entstehen. Möglich wird dieser Prozess des Entstehens von Körpergewebe erst durch die Verdauung der Nahrung, für die starkes Agni benötigt wird.

Aus dem siebten Dhatu heraus wird Ojas gebildet. Ojas zählt zwar nicht zu den sieben Dhatus, steht jedoch ganz am Ende der Dhatu-Kette und entsprechend wie alle anderen Dhatus.

Starkes Agni: Der gesunde Ablauf

Ist das Verdauungsfeuer stark, funktioniert der Körper tadellos. Auf die Nahrungsaufnahme folgt die vollständige Verdauung der Nahrung. Aus den verwertbaren Anteilen werden gesunde Dhatus gebildet. Ganz zum Schluss der Dhatu-Kette entsteht Ojas. Die nicht verwertbaren Anteile der Nahrung werden als Malas vollständig ausgeschieden, sodass es nicht zu einer Ansammlung von Schadstoffen, welche als Ama bezeichnet werden, kommt. Diese Faktoren führen letztendlich dazu, dass der Körper mehr Kapazität für die Lebensenergie Prana hat und wenig anfällig für Krankheiten ist.

Schwaches Agni: Der gestörte Ablauf

Bei schwachem Agni ist der gesamte beschriebene Ablauf gestört, was zu vielfältigen Beschwerden führen kann. Aufgrund des schwachen Verdauungsfeuers wird die Nahrung unvollständig verdaut. Da hierdurch nicht genügend verwertbare Nahrungsbestandteile zur Bildung der Dhatus vorliegen, entstehen ungesunde Dhatus. In der Folge wird wenig oder im schlimmsten Falle kein Ojas gebildet. Außerdem können die Malas nicht vollständig ausgeschieden werden, wenn die Nahrung nicht vollständig verdaut wird. In der Folge sammeln sich als Ama bezeichnete Schadstoffe im Körper an. Die Prana-Kapazität sinkt, die Doshas geraten aufgrund der ungesunden Dhatus aus dem Gleichgewicht und der Körper wird anfälliger für Erkrankungen.

Das ayurvedische Konzept der Gesundheit

Der ayurvedischen Lehre zufolge ist Gleichgewicht das zentrale Prinzip der menschlichen Gesundheit. Sind alle vier Komponenten des Körpers in Harmonie, besteht zwischen den Doshas ein ausgewogenes Verhältnis, ist das Verdauungsfeuer stark und werden gesunde Dhatus gebildet, ist der Mensch gesund.

Ungleichgewicht bedeutet Krankheit

Besteht hingegen auf irgendeiner Ebene ein Ungleichgewicht, ist das gesamte Gleichgewicht des Systems gefährdet. Die Doshas geraten aus dem Gleichgewicht, das Verdauungsfeuer wird schwächer, ungesunde Dhatus entstehen, es wird nicht ausreichend Ojas gebildet und Ama sammelt sich im Körper an.

Das Ungleichgewicht führt zudem dazu, dass die Lebensenergie Prana nicht genügend Raum im Körper findet. Je harmonischer alle Aspekte des Körpers ausgeprägt sind, je näher der Körper am Gleichgewicht ist, desto mehr Kapazität ist für die Lebensenergie vorhanden.

Prinzipiell lässt sich also sagen, dass Gesundheit mit Gleichgewicht und Harmonie gleichzusetzen ist. Wird ein Gleichgewicht zwischen den Doshas und zwischen den vier Aspekten des Körpers erreicht, ist der Körper gesund.

Ayurveda-Behandlung: Gleichgewicht herstellen und Schäden des Ungleichgewichts beseitigen

Das oberste Ziel einer jeden Ayurveda-Behandlung besteht also darin, das Gleichgewicht herzustellen oder zu erhalten. Darüber hinaus wird dafür gesorgt, die negativen Auswirkungen des gestörten Gleichgewichts zu beseitigen. Eine ayurvedische Behandlung setzt daher nicht nur auf Methoden, die darauf abzielen, das Gleichgewicht der Doshas untereinander und das Gleichgewicht der anderen Körperelemente wiederherzustellen, sondern auch auf Methoden, die das als Folge des Ungleichgewichts und der Agni-Schwäche abgelagerte Ama beseitigen sollen.

Da jeder Mensch verschieden ist und die Doshas in jedem Menschen unterschiedlich stark ausgeprägt sind, muss jede Behandlung individuell auf den Patienten und seine Konstitution abgestimmt werden. Eine ausführliche Anamnese, die unter anderem dazu dient, den individuellen Dosha-Typ zu bestimmen, steht daher vor jeder Ayurveda-Behandlung. Therapiemaßnahmen, Ernährung und weitere Aspekte der Lebensführung müssen individuell auf den Patienten, seinen Dosha-Typen und die für ihn ideale Ausprägung der einzelnen Doshas abgestimmt werden. Werden diese individuellen Faktoren berücksichtigt, kann ein Gleichgewicht zwischen den Doshas hergestellt werden. In der Folge wird auch das Verdauungsfeuer gestärkt und die anderen Körperfunktionen greifen wieder harmonisch ineinander.

Bestimmung des individuellen Dosha-Typs

Nachfolgend erhalten Sie einen Fragebogen, der Ihnen dabei helfen soll, Ihren individuellen Dosha-Typen zu bestimmen. Vorweg sei jedoch erwähnt, dass dieser Fragebogen nicht an die Genauigkeit einer Untersuchung durch einen Ayurveda-Arzt heranreicht. Er kann die aufwendige Anamneseerhebung und Voruntersuchung, die vor jeder Ayurveda-Behandlung stattfindet, also keinesfalls ersetzen.

Vermutlich wird bei Ihnen ein Dosha dominant und ein weiteres ebenfalls recht stark ausgeprägt sein. Ist bei Ihnen Vata am stärksten und Pitta am zweitstärksten ausgeprägt, sind Sie ein Vata-Typ, der in einem weniger starken Maße auch von Pitta beeinflusst wird.

Neben diesen klaren Typen – Vata, Pitta und Kapha – existieren auch Mischtypen. Sind Vata und Pitta bei Ihnen gleich stark ausgeprägt, sind Sie ein Vata-Pitta-Typ. Das bedeutet, dass beide Doshas Sie im gleichen Maße beeinflussen. In diesem Buch werden die Mischtypen nicht gesondert aufgeführt. Sind Sie ein Mischtyp – beispielsweise Vata-Pitta –, sollten Sie sich daher sowohl die näheren Ausführungen zum Vata- als auch zum Pitta-Typen durchlesen.

Selten aber durchaus möglich ist der Fall des Tri-Doshas, bei dem alle drei Doshas gleich stark ausgeprägt sind.

Sowohl bei diesem Tri-Dosha als auch bei den Mischtypen kann sich die Schwierigkeit gegensätzlicher Eigenschaften ergeben. Gegensätzlichkeit und Widersprüche sind jedoch essentieller Teil des menschlichen Wesens – lassen Sie sich dadurch also nicht verunsichern.

Der Dosha-Test

Der Dosha-Test besteht aus mehreren Fragen. Geben Sie pro Frage nur eine Antwort. Entscheiden Sie sich für die Antwort, die am ehesten auf Sie zutrifft – sie muss nicht absolut treffend sein. Notieren Sie sich, wie oft Sie Möglichkeit 1, 2 und 3 wählen.

Wie schlafen Sie?

1. Ich schlafe wenig, habe einen leichten Schlaf und wache früh auf.

2. Mein Schlaf ist gut. Ich schlafe zwischen sechs und acht Stunden und bin am Morgen erholt.

3. Ich schlafe tief und sehr lange.

Was geschieht, wenn Sie Stress ausgesetzt sind?

1. Ich fühle mich unsicher, ängstlich und nervös.

2. Ich werde ungeduldig und bin leicht reizbar.

3. Ich bleibe ruhig.

Wie gut lernen Sie?

1. Ich lerne sehr schnell, wenn ich mich konzentriere. Dann fällt es mir nicht schwer.

2. Ich kann mich gut konzentrieren und lerne leicht.

3. Ich lerne nur langsam.

Wie steht es um Ihr Gedächtnis?

1. Mein Kurzzeitgedächtnis ist sehr gut; mein Langzeitgedächtnis hingegen nicht.

2. Ich habe ein gutes Gedächtnis.

3. Vor allem mein Langzeitgedächtnis funktioniert ausgezeichnet.

Können Sie sich gut an Veränderungen anpassen?

1. Ja, das gelingt mir sehr gut.

2. Veränderungen sind für mich herausfordernd, aber ich schaffe es.

3. Ich mag Veränderungen nicht und passe mich nur schwer an sie an.

Welche Denkweise passt zu Ihnen?

1. Meine Gedanken rasen. Ich habe viele Ideen und es fällt mir schwer, einen Gedanken zu greifen. Ich kann

mich nicht gut konzentrieren, da mein Denken schnell und unstet ist.

2. Ich denke analytisch, plane gerne voraus und kann meine Gedanken gut überblicken.

3. Ich befasse mich meist nur mit einem Thema. Meine Gedanken sind ausführlich und es dauert, bis neue Gedanken aufkommen und ich neue Ideen entwickle.

Wie sieht Ihr Körper aus?

1. Ich bin schlank. Meine Muskeln sind nicht sonderlich stark ausgeprägt, ich wiege wenig und nehme nur schwer zu.

2. Ich verfüge über eine mittlere Statur, bin mehr oder minder sportlich und würde meinen Körper als gut proportioniert beschreiben.

3. Ich verfüge über eine kräftige Statur, bin eher stämmig. Es fällt mir leicht Muskeln aufzubauen, allerdings nehme ich auch schnell an Fett zu. Es fällt mir schwer, abzunehmen.

Wie sieht Ihre Haut aus?

1. Meine Haut ist eher trocken, teilweise sogar rissig. Sie fühlt sich rau an.

2. Meine Haut ist weich, warm und feucht. Ich würde sie als angenehm und geschmeidig beschreiben.

3. Meine Haut ist weich, aber kalt. Sie ist leicht fettig und manchmal blass.

Wie sehen Ihre Haare aus?

1. Mein Haar ist dünn und trocken. Es ist widerspenstig und lässt sich nur schwer in Form bringen.

2. Mein Haar ist dünn. Ich bin früh ergraut oder mein Haar wurde schon früh lichter.

3. Mein Haar ist dick, fest und sehr dicht.

Wie sehen Ihre Nägel aus?

1. Meine Nägel sind eher schmal und brechen leicht.

2. Meine Nägel sind elastisch und durchschnittlich.

3. Meine Nägel sind breit und fest.

Wie sehen Ihre Hände aus?

1. Meine Hände sind länglich und schmal.

2. Meine Hände sind eher rund.

3. Meine Hände sind kräftig und fleischig.

Was essen Sie?

1. Ich esse vor allem warme Speisen. Salziges, saures und süßes Essen mag ich gerne.

2. Ich esse gerne kalte Speisen. Vor allem Salate, Rohkost und andere eher bittere Speisen esse ich gerne. Darüber hinaus mag ich süßes Essen.

3. Ich esse gerne warme Speisen, die scharf, trocken und leicht sind.

Wie oft und wie stark haben Sie Hunger?

1. Mein Hungergefühl tritt unregelmäßig auf und ist sehr unterschiedlich stark ausgeprägt.

2. Ich habe regelmäßig starken Hunger. Ich esse meist sofort, wenn ich Hunger verspüre.

3. Ich habe regelmäßig schwachen Hunger.

Wie steht es um Ihr Sättigungsgefühl nach dem Essen?

1. Es ist unterschiedlich. Manchmal bin ich sehr schnell satt, obwohl ich vorher großen Hunger hatte.

2. Nach einer Mahlzeit kehrt der Hunger häufig schnell zurück.

3. Wenn ich gegessen habe, bin ich meist lange satt.

Wie steht es um Ihren Stuhlgang?

1. Häufig habe ich weniger als einmal am Tag Stuhlgang. Er ist meist eher trocken.

2. Häufig habe ich mehr als einmal am Tag Stuhlgang. Er ist meist eher flüssig.

3. Er ist regelmäßig.

Welche Temperaturen mögen Sie am liebsten?

1. Ich mag Wärme. Kälte und Wind kann nicht ausstehen, da ich sehr kälteempfindlich bin.

2. Ich mag es lieber kühler.

3. Die Temperatur ist mir egal, ich komme sowohl mit Wärme als auch mit Kälte gut zurecht.

Mögen Sie Sport und Bewegung?

1. Ich bin meistens aktiv und kann nur schwer still herumsitzen.

2. Ich mag Sport, kann aber auch ruhig sein.

3. Ich mag Bewegung und Sport nicht gerne.

Wie würden Sie Ihre Stimme beschreiben?

1. Meine Stimme ist leise und sanft/rau.

2. Meine Stimme ist durchdringend und klar.

3. Meine Stimme ist tief und angenehm.

Ihr Dosha-Typ

Zählen Sie nun, wie oft Sie Antwort 1, 2 oder 3 gewählt haben. 1 steht für Vata, 2 für Pitta und 3 für Kapha. Haben Sie am häufigsten Antwort 1 gewählt, sind Sie ein Vata-Typ. Das bedeutet, dass Vata das bei Ihnen vorherrschende Dosha darstellt. Sind zwei Antworten gleich häufig gewählt worden, sind Sie ein Mischtyp, was bedeutet, dass diese beiden Doshas bei Ihnen etwa gleich stark vorkommen. Das jeweils vorherrschende Dosha trägt maßgeblich zu Ihrer körperlichen und psychischen Konstitution bei. Ferner gibt der ermittelte Typ Aufschluss darüber, wie die Dosha-Harmonie in Ihrem individuellen Falle aussieht. Weitere Informationen zu den jeweiligen Typen finden Sie in den nächsten drei Kapiteln.

Der Vata-Typ

Die Vata-Konstitution zeichnet sich vor allem durch Bewegung auf allen Ebenen aus. Nachfolgend soll ein kurzer Überblick über Körper und Psyche des Vata-Typen folgen.

Vata und Psyche

Nicht nur auf körperlicher, sondern auch auf geistiger Ebene ist der Vata-Typ von der Beweglichkeit der beiden Elemente Luft und Äther geprägt. Hinzu kommen Leichtigkeit, Schnelligkeit und Unregelmäßigkeit. Vata-Typen sind daher meist kreativ. Sie lernen und verstehen schnell, haben unstete Gedanken und können sich nur schwer auf eine Sache konzentrieren. Routinen bilden sich bei ihnen nur schwer aus. Gleichzeitig sind sie jedoch sehr gut in der Lage, sich an Veränderungen anzupassen. Vata-Typen sind emotional sensibel, neigen zu Ängstlichkeit und Nervosität. Sie entwickeln häufig neue Ideen.

Diese Beschreibung der Vata-Konstitution auf psychischer Ebene mach deutlich, dass keiner der ayurvedischen Typen ausschließlich positiv oder ausschließlich negativ ausfällt. Die Vata-Konstitution bedeutet auf psychischer Ebene viel Positives, geht jedoch auch mit Eigenschaften einher, die von den Betroffenen meist als eher negativ empfunden werden.

Der Ideen- und Gedankenreichtum und das schnelle Denken gehen beispielsweise häufig mit mangelnder Konzentrationsfähigkeit und Vergesslichkeit einher. Die emotionale Sensibilität ruft nicht selten Angst und Nervosität hervor.

Vata und Körper

Auch auf körperlicher Ebene macht Bewegung die Vata-Konstitution aus. Vata-Typen sind in aller Regel schlank und weisen eher zarte Körperstrukturen auf. Muskeln sind nur schwach ausgeprägt und sichtbares Körperfett kaum vorhanden. Die Körperfunktionen sind aktiv und funktionieren gut, aber nur unregelmäßig.

Vata-Typen fallen normalerweise nur in leichten Schlaf, wachen früh auf und berichten häufig von Störungen ihres Schlafs. Ihr Haar ist trocken und dünn. Auch ihre Haut ist dünn und rau. Sie ist darüber hinaus eher kühl und neigt zu früher Faltenbildung. Die Gliedmaßen der Vata-Typen sind in der Regel lang und schmal. Gleiches gilt für die Finger.

Vata-Typen berichten über unregelmäßigen und sehr unterschiedlich starken Hunger. Sie sind anfällig für Infektionskrankheiten – besonders Erkältungen treten häufig auf. Viele Vata-Typen sprechen schnell.

DER PITTA-TYP

Hitze und Klarheit sind die zentralen Merkmale der Pitta-Konstitution.

Pitta und Psyche

Der Pitta-Typ ist geprägt von Umwandlung und der Fähigkeit zur Schärfe. Pitta-Typen sind in der Regel intelligent und begreifen schnell. Sie haben ein gutes Gedächtnis, lernen problemlos und sind strukturiert. Weiterhin zeichnen Pitta-Typen sich durch Organisationstalent, Ziel- und Wettbewerbsorientierung aus. Sie verfügen über viel Antrieb, sind hitzig und neigen dazu, die Leistungen anderer sowie ihre eigenen Leistungen ständig zu bewerten.

Pitta und Körper

Der Körperbau der Pitta-Typen ist durchschnittlich. Sie sind mittelgroß, haben vergleichsweise ausgeprägte Muskeln und sind beweglich. Der Körperbau könnte auch als sportlich beschrieben werden. Die Körperfunktionen sind intensiv ausgeprägt und funktionieren tadellos.

Pitta-Typen haben symmetrische Gesichtszüge und feines Haar, das zur Fettbildung neigt. Sie schwitzen schnell und weisen einen intensiven, leicht unangenehmen Körpergeruch auf. Ihre Haut ist feucht, leicht fettig und elastisch. Sie weist Sommersprossen und/oder Leberflecke auf. Auch die Nägel sind elastisch. Sie glänzen zudem.

Pitta-Typen verfügen über sichtbare Muskeln, sind beweglich und weisen durchschnittliche Gliedmaßen auf. Sie haben starken Hunger und Durst, da ihr Stoffwechsel äußerst aktiv ist. Pitta-Typen neigen zu Entzündungen.

Der Kapha-Typ

Kapha-Typen zeichnen sich durch Stabilität aus. Sie sind massig und ruhig.

Kapha und Psyche

Der Kapha-Geist ist ebenso wie der Körper stabil und gelassen. Kapha-Typen verfügen in der Regel über ein sehr gutes Langzeitgedächtnis. Gleichzeitig lernen sie jedoch langsam. Sie planen und denken langfristig, brauchen Zeit zum Denken und entwickeln nur langsam neue Ideen und Gedanken. Ebenso langsam verändert der Kapha-Typ sich. Er ist tolerant, geduldig und gutmütig. Er wirkt und reagiert besonnen und ist in der Lage, sinnliche Freuden zu genießen. Der Kapha-Typ ist nur schwer aus der Fassung zu bringen.

Kapha und Körper

Auch auf körperlicher Ebene ist der Kapha-Typ durch Stabilität geprägt. Er ist stämmig gebaut und nimmt sehr leicht zu. Es fällt ihm leicht, Muskeln aufzubauen. Abzunehmen ist für ihn jedoch enorm schwer. Der Körper des Kapha-Typen arbeitet langsam, aber zuverlässig.

Kapha-Typen haben dickes, dichtes Haar und ein rundes, breites Gesicht. Sie schlafen lange und tief. Am

Morgen fühlen sie sich erholt. Der Kapha-Typ spricht langsam und ruhig. Seine Stimme kann beruhigend wirken. Er neigt zur Gewichtszunahme, baut sowohl Muskeln als auch Fett sehr leicht auf und kann dicklich wirken. Seine Haut ist fest, dick und kalt. Sie kann feucht und fettig sein. Seine Nägel sind dick und breit. Sie wirken stark. Auch seine Knochen sind sehr breit und stabil.

Der Kapha-Typ schwitzt mäßig, ohne dabei einen störenden Geruch zu verströmen. Seine Verdauung ist langsam. Er hat wenig Hunger und Durst. Seine Ausdauer ist gut, er bewegt sich jedoch langsam. Der Kapha-Typ wirkt träge und wir selten krank.

Das ayurvedische System der Psyche

Wie die drei vorherigen Kapitel zu den drei zentralen Dosha-Typen zeigen, beschreibt Ayurveda nicht nur den Körper, sondern auch die Psyche. Während im Körper die drei Doshas, das Verdauungsfeuer Agni, die Dhatus und Ojas für die Gesundheit zuständig sind, wirken auf psychischer Ebene neben den drei Doshas die drei Gunas. Bei den Gunas handelt es sich ebenso wie bei den Doshas um Energien.

Sie sind grundlegend mit den Doshas vergleichbar. Auch die drei Gunas sollten sich in Harmonie befinden. Andernfalls drohen Unwohlsein und Krankheit auf psychischer Ebene. Aus dem Gleichgewicht geraten die Gunas vor allem durch äußere Einflüsse. In den Schriften des Ayurvedas werden die Energie als maßgeblich durch Informationen, die aus der Außenwelt aufgenommen werden, sowie durch den Lebensstil des jeweiligen Individuums beeinflusst beschrieben. In westlicherer Sprache ausgedrückt bedeutet dies ungefähr Folgendes: Unsere Lebenswelt und unsere soziale Situation wirken sich ebenso auf unsere psychische Gesundheit aus, wie Faktoren des Lebensstils – beispielsweise Ernährung, Rauschmittelkonsum und andere Gewohnheiten. Das Gunakonzept weist in dieser Hinsicht also Ähnlichkeiten zum biopsychosozialen Modell auf, das in der heutigen Medizin vorherrscht.

Das Ziel der ayurvedischen Behandlung besteht auch auf der psychischen Ebene darin, ein Gleichgewicht herzustellen. Ist das Gleichgewicht der Gunas erreicht, sollte der Patient sich wieder wohl und ausgeglichen fühlen.

Anders als bei den Doshas ist das Gleichgewicht zwischen den Gunas nicht vom jeweiligen Menschen abhängig. Ein gesundes Gleichgewicht – also Harmonie – ist erreicht, wenn Sattva überwiegt. Die beiden anderen Gunas Rajas und Tamas sollten deutlich weniger stark ausgeprägt sein. Soll Harmonie erreicht werden, bedeutet dies also, dass Sattva erhöht wird, während die beiden anderen Gunas abgebaut werden. Ayurvedische und yogische Behandlungen, die zu psychischer Gesundheit und mehr Wohlbefinden führen sollen, streben also die Erhöhung des Sattvas an.

Sattva: Harmonie und Klarheit

Sattva ist das wichtigste der drei Gunas. Es sollte in jedem Menschen überwiegen. Andernfalls droht psychische Erkrankung. Sattva bedeutet Harmonie und Klarheit. Es führt zu Stabilität, innerem Frieden und Zufriedenheit. Sattva sorgt dafür, dass der Mensch sich im Einklang mit sich selbst fühlt. Es verleiht ihm Sicherheit und Stärke. Wer einen hohen Sattva-Anteil aufweist, ist meist flexibel, mutig, intelligent, ruhig, zufrieden, bescheiden, unabhängig und enthusiastisch. Er wirkt auf andere Menschen sympathisch und positiv.

Rajas: Bewegung und Unruhe

Rajas steht für Veränderung. Es macht Menschen rastlos und getrieben. Es steht für Unruhe, aber auch für Leidenschaft. Wer einen hohen Rajas-Anteil aufweist, ist meist unruhig, unzuverlässig, zwanghaft, eifersüchtig, abhängig, aggressiv, unentschieden und ängstlich. Er urteilt schnell, ist eitel und manipuliert andere Menschen. Darüber hinaus sucht er sein Glück häufig im Konsum.

Tamas: Trägheit und Widerspruch

Tamas steht für Dunkelheit und Widerspruch. Es macht Menschen unglücklich und führt dazu, dass Veränderungen abgelehnt werden. Wer von Tamas geprägt ist, reagiert meist gleichgültig und legt keinen Wert mehr auf sein eigenes Wohlbefinden oder das anderer Menschen. Wer einen hohen Tamas-Anteil aufweist, ist meist destruktiv, lethargisch, apathisch und träge. Er ist möglicherweise depressiv und suchtgefährdet. Darüber hinaus ist er oft hasserfüllt, urteilt schnell und verhält sich gleichzeitig unterwürfig. Er ist unglücklich, legt aber keinen Wert mehr darauf, seine Situation zu ändern.

Gunas und Doshas

Unabhängig vom Dosha-Typen sollte Sattva erhöht werden, während der Anteil der beiden anderen Gunas kontinuierlich vermindert wird. Die Persönlichkeit eines

Menschen wird sowohl von den Doshas, als auch von den Gunas beeinflusst. Wer psychisch gesund sein und sich wohlfühlen will, sollte großen Wert auf das Gleichgewicht der Gunas legen.

Das Selbst im Hinduismus

An dieser Stelle sei ein kleiner Einschub erlaubt, der einem im Westen verbreiteten Glauben entgegenwirken soll. Im Westen wird gemeinhin angenommen, das Selbst sei mit der Persönlichkeit oder der Psyche identisch. Im Hinduismus wird dieses Verständnis als grundlegende Täuschung über den tatsächlichen Charakter des Selbst abgelehnt.

Das Verstehen des Selbstkonzepts des Hinduismus ist im Kontext der ayurvedischen Lehre von zentraler Bedeutung, da die ayurvedischen Schriften die Unfähigkeit, das eigene Selbst zu erkennen, als Ursache von Krankheit ausmachen.

Die hinduistische Welt und das hinduistische Selbst

Das Selbst ist keinesfalls der physische Körper. Ebenso ist es keinesfalls die Psyche. Auch das Zusammenspiel dieser beiden Komponenten ist keinesfalls das Selbst.

Der Hinduismus postuliert Brahman als die Grundlage aller Existenz. Brahman ist als ewiges Prinzip zu verstehen, das nicht außerhalb der Dinge, sondern ausschließlich in ihnen zu finden ist. Nur durch und in Brahman existiert die Welt. Außerhalb von Brahman existiert nichts. Die Welt ist also eine rein geistige, da Brahman ein geistiges Prinzip und nichts Physisch-Materielles darstellt.

Auch im Menschen findet sich somit Brahman. Brahman ist jedoch nicht als an den sterblichen Körper oder die vergängliche Psyche gebunden zu betrachten. Es ist vielmehr im unvergänglichen Wesenskern des Menschen zu finden. Dieser unvergängliche Wesenskern ist letztlich nichts anderes als eben ein Teil des Brahman, des universellen Grundprinzips der Welt. Dieser Wesenskern wird als Atman bezeichnet. In vielen deutschen Übersetzungen hinduistischer Werke wird stattdessen der Begriff der Seele verwendet, der jedoch irreführend ist, da kaum Gemeinsamkeiten mit dem Seelenbegriff des Christentums bestehen.

Der Unterschied von Brahman und Atman ist indes schnell erklärt: Das Weltprinzip als Ganzes wird Brahman genannt; die einzelnen Manifestationen Brahmans werden als Atman bezeichnet. Somit sind Brahman und Atman letztlich gewissermaßen identisch.

Dieses jeweilige Atman ist das Selbst. Körper und Geist sind lediglich Formen, derer sich Atman bedient, um sich ausdrücken zu können.

Es ist also zentral, dieses Konzept der Welt, das sich deutlich vom im Westen verbreiteten realistischen – im philosophischen, nicht im umgangssprachlichen Sinne – Weltkonzept unterscheidet, zu verstehen. Mit dem Verstehen dieses Konzepts geht auch das Verstehen der Beschaffenheit des Selbst einher.

Wird die Täuschung über den wahren Charakter von Welt und Selbst aufgegeben, ist der Weg zum authentischen Leben frei.

Wie die bisherigen Ausführungen deutlich zeigen, bedeutet Gesundheit im ayurvedischen Verständnis Harmonie auf jeder Ebene. Dieses dreizehnte Kapitel widmet sich nun ausführlich präventiven und therapeutischen Maßnahmen, die im Ayurveda sehr häufig ergriffen werden. Die einzelnen Maßnahmen werden nicht nur ausführlich erklärt, sondern auch in den Gesamtzusammenhang des ayurvedischen Systems eingeordnet.

Vorbeugen durch tägliche Routine

Eine tägliche Routine ist der ayurvedischen Lehre zufolge von enormer Wichtigkeit. Begründet wird der Rat, einer täglichen Routine zu folgen, mit der Variation der Doshastärke im Laufe des Tages. Die drei Doshas sind zu unterschiedlichen Tageszeiten besonders aktiv und geben uns damit eine Art inneren Rhythmus vor. Wollen wir nicht ständig gegen unsere Doshas arbeiten, was mit Problemen verbunden wäre, sollten wir uns dem von ihnen vorgegebenen Rhythmus anpassen.

Unser individueller Dosha-Typ hat auch einen Einfluss auf unseren Tagesrhythmus. Das bei uns vorherrschende Dosha gibt beispielsweise vor, wie viel Schlaf wir benötigen. Darüber hinaus ist zu beachten, dass seine Wirkung zu der Tageszeit, an der es am stärksten aktiv ist, bei uns aufgrund des enorm großen Anteils besonders stark ausfällt – hierauf sollten wir uns einstellen und entsprechend handeln.

Begonnen werden sollte der Tag idealerweise vor sechs Uhr morgens. Wer früh aufsteht, nutzt einen Zeitraum, in dem Vata besonders aktiv ist. Die Leichtigkeit Vatas ermöglicht es uns, fit und aktiv in den Tag zu starten. Die Zeit direkt nach dem Aufstehen bietet sich für Meditation und Yoga an. Auf die Phase starker Vata-Aktivität folgt eine Phase, in der Kapha besonders aktiv ist. Unsere Frühstückszeit fällt in der Regel in diese Phase. Da Kapha langsam und träge ist, sollte unser Frühstück leicht zu verdauen sein. Kapha-Typen sollten erwägen, auf ein Frühstück verzichten, da der Kapha-Einfluss bei ihnen noch deutlich stärker ausgeprägt ist.

Zwischen zehn und vierzehn Uhr ist Pitta sehr aktiv. Pitta sorgt zudem für eine besonders starke Aktivität des Verdauungsfeuers Agni. Aus diesem Grund ist die Zeit zwischen zehn und vierzehn Uhr ideal für eine größere Mahlzeit geeignet. Zur Mittagszeit sollten wir daher die Hauptmahlzeit des Tages einnehmen.

Anschließend ist wieder Vata besonders aktiv. In der Zeit zwischen vierzehn und achtzehn Uhr sind wir daher noch einmal fit und aktiv. Unser Abendessen sollten wir gegen achtzehn Uhr einnehmen. So hat unser Körper ausreichend Zeit für die Verdauung, bevor wir ins Bett gehen.

Zwischen achtzehn und 22 Uhr ist Kapha besonders aktiv. In dieser Zeit ist das Verdauungsfeuer wenig aktiv

– auch deshalb sollten wir vorher essen. Die Kapha-Phase sollte genutzt werden, um zur Ruhe zu kommen. Meiden Sie daher Bildschirme, grelles Licht und anstrengende Aktivitäten. Sorgen Sie für Entspannung und legen Sie sich spätestens um 22 Uhr ins Bett. In der Kapha-Phase können Sie besonders gut einschlafen.

Zwischen 22 und vier Uhr ist Pitta sehr aktiv. Aufgrund des Pitta-Einflusses können wir nach 22 Uhr nur schwer einschlafen.

Die optimale Schlafdauer ist wie bereits erwähnt vom individuellen Dosha-Typen abhängig. Vata-Typen benötigen den längsten Schlaf. Sie sollten acht bis neun Stunden lang schlafen. Vata-Typen haben häufig Probleme beim Einschlafen – sie fühlen sich unruhig und können sich nur schwer entspannen. Ein heißes Bad oder eine Massage in der Vata-Zeit vor achtzehn Uhr können Vata-Typen helfen, zur Ruhe zu kommen und später besser einzuschlafen.

Pitta-Typen benötigen zwischen sieben und acht Stunden Schlaf pro Nacht. Sie haben grundsätzlich weniger Probleme beim Einschlafen als Vata-Typen. Sollten Sie dennoch Schwierigkeiten haben, ist es empfehlenswert, nach achtzehn Uhr bewusst für Entspannung und Ruhe zu sorgen. Meditieren Sie und setzen Sie sich keinem Stress aus. Verzichten Sie auf Surfen im Internet, Fernsehen und Arbeiten oder Spiele mit dem Smartphone.

Kapha-Typen benötigen nur wenig Schlaf. Nach sieben Stunden sind sie wieder fit. Sie haben keinerlei Probleme, einzuschlafen.

Vorbeugen durch intensive Körperreinigung

Die Reinigung des Körpers nimmt im Ayurveda eine zentrale Rolle ein. Hygiene ist hier von noch größerer Wichtigkeit als in der westlichen Welt und der westlichen Medizin. So verwundert es nicht, dass Menschen, die die ayurvedische Gesundheitslehre befolgen, morgens zunächst für längere Zeit im Bad verschwinden. Die verschiedenen Reinigungen wurden im Hinduismus teilweise ritualisiert, was ihren Stellenwert festigte.

Die gründliche Körperreinigung wird nach der ayurvedischen Lehre am Morgen durchgeführt. So soll der Körper direkt zu Beginn des Tages von Schadstoffen befreit werden. Nach ayurvedischem Verständnis könnten durch das nicht entfernte Ama ansonsten Krankheiten entstehen. Es ist also wichtig, Verunreinigungen bzw. Schadstoffe so früh wie möglich aus dem Körper zu entfernen.

Das erste Reinigungsritual ist auch in der westlichen Welt extrem verbreitet: Die Zähne werden geputzt. Hierbei sollten Sie möglichst gründlich vorgehen. Nehmen Sie sich Zeit und sorgen Sie dafür, Essensrückstände und andere Stoffe, die sich zwischen Ihren Zähnen befinden, möglichst vollständig zu entfernen. Ayurvedische Zahncremes, die im Fachhandel angeboten werden, sind nicht nötig. Die gewöhnlichen Produkte aus der Drogerie reichen vollkommen aus.

Das zweite Reinigungsritual, das eng mit der Zahnreinigung verbunden ist, fristet im Westen ein Schattendasein. Es handelt sich um die Reinigung der Zunge. Zungenschaber sind auch hierzulande in Drogerien erhältlich – genutzt werden sie jedoch kaum. Im Ayurveda ist die Reinigung der Zunge jedoch von zentraler Bedeutung. Der Schaber wird hierfür hinten auf der Zunge angesetzt und nach vorne gezogen. Dieser Abschabeprozess wird drei- oder viermal durchgeführt. Auf diesem Wege wird der Belag, der sich über Nacht auf der Zunge gebildet hat, effektiv entfernt. Empfohlen werden vor allem Schaber aus Metall.

Ebenfalls wichtig ist die Entleerung des Darms. Sie sollte ebenfalls idealerweise recht zeitnah nach dem Aufstehen erfolgen, um Abfallstoffe aus dem Körper hinauszubefördern.

Ferner ist es von Bedeutung, nicht nur das Gesicht, sondern auch die Augen mit frischem Wasser zu reinigen. In den Augen sammeln sich während der Nacht Schmutz und Schleim an. Diese Verunreinigungen können mit einem nassen Waschlappen vorsichtig abgetupft werden. Auch das Gesicht kann mit einem nassen Waschlappen oder Handtuch gereinigt werden.

Neben dem Gesicht werden auch Nase und Nasennebenhöhlen gereinigt. Hierzu kommt eine Nasendusche zum Einsatz. Nasenduschen sind hierzulande in Apotheken und Drogerien erhältlich. Eingesetzt werden sie auch bei chronischer Nasennebenhöhlenentzündung sowie gegen allergischen Schnupfen. Die Nasendusche wird mit einem Gemisch aus lauwarmem Wasser und Salz befüllt. Dieses gelingt über ein Nasenloch in die Nase und verlässt sie durch das andere Nasenloch wieder. Nasenduschen sind in der Prävention sehr effektiv.

Ebenfalls am Morgen steht eine Dusche an. Viele westliche Menschen duschen eher abends als morgens, da sich die abendliche Dusche besser mit ihrem Tagesplan vereinbaren lässt. Im ayurvedischen Verständnis ist das morgendliche Duschen jedoch sinnvoller, da der Körper so deutlich eher von Schad- und Abfallstoffen, die sich über Nacht angesammelt haben, befreit werden kann.

Weitere empfohlene Körperreinigungsmaßnahmen bestehen in der Nasya-Anwendung und im Ölziehen. Bei der Nasya-Anwendung wird Sesamöl in die Innenseite der Nasenflügel geträufelt bzw. einmassiert. Unserer Meinung nach ist diese Anwendung von einem Laien nur schwer selbst durchzuführen, weshalb wir sie nicht empfehlen. Beim Ölziehen wird ein Teelöffel Sesamöl in den Mund gegeben und dort für mehrere Minuten hin- und herbewegt, um den Mund zu reinigen. Alternativ kann auch lauwarmes Wasser verwendet werden.

Vorbeugen durch Yoga

Yoga ist ebenso wie Ayurveda ins hinduistische System eingebettet. Yoga umfasst hierbei wesentlich mehr als im Westen häufig angenommen wird. Neben den körperlichen Übungen, die auch hier praktiziert werden, sind Meditation und viele andere Praktiken. Im Hinduismus wird jeder Weg, der zur Selbsterkenntnis führt oder führen soll, als Yoga bezeichnet. Dies erklärt die unscharf anmutende Anwendung des Begriffs auf unterschiedlichste Praktiken.

Es erklärt ferner, wieso Yoga als präventive Maßnahme zur Gesunderhaltung sowie als Therapiemaßnahme zur Gesundwerdung aufgefasst wird. Im ayurvedischen Verständnis führt die Täuschung über den wahren Charakter des Selbst zu Krankheit. Durch Übungen, die der Welt- und Selbsterkenntnis dienen, kann diese Täuschung abgelegt werden, womit auch eine Ursache für Krankheit verschwindet.

Yoga-Praxis ist aus diesem Grund essentieller Bestandteil gesundheitlicher Prävention und sollte einen festen Platz im Alltag einnehmen. Für Meditationen und körperliche Yoga-Übungen eignen sich vor allem die Morgenstunden. Nach dem Aufstehen ist Vata besonders aktiv – der Mensch ist daher besonders fit und agil. Er kann mehr Kraft für die Übungen aufbringen und sich besser auf sie einlassen.

Meditation als zentraler Bestandteil

Die Achtsamkeitsmeditation, die im Lotossitz durchgeführt wird, ist zentraler Bestandteil der meisten yogischen Konzepte. Sie soll die Gedanken beruhigen und dazu führen, achtsam in der Gegenwart zu verweilen. Bezogen auf Ayurveda und Hinduismus ist festzustellen, dass die praktischen Aspekte des hinduistischen Weltkonzepts in der Meditation erfahrbar werden. Beobachtet man die eigenen Gedanken, anstatt sie zu denken und beobachtet man den eigenen Körper, anstatt durch ihn zu handeln, fällt es leichter, die Trennung von Selbst und Körper sowie Psyche nachzuvollziehen.

Insgesamt sollen Meditationen ebenso wie alle anderen yogischen Praktiken zur Erkenntnis des wahren Selbst führen. Bezüglich der ayurvedischen Lehre bleibt festzuhalten, dass auf diesem Wege Krankheit vermieden werden kann.

Yoga in den Alltag integrieren

Wer Yoga in seinen Alltag integrieren will, benötigt vor allem Geduld. Es fällt nicht besonders leicht, täglich zehn, zwanzig, 30 oder sogar 60 Minuten aufzubringen, die mit yogischen Übungen zugebracht werden können. Das Befolgen einer täglichen Routine ist jedoch äußerst hilfreich. Wer der ayurvedischen Tagesroutine folgt, wird besonders in den frühen Morgenstunden Zeit für die Yogapraxis finden. Zu Beginn der Umstellung des eigenen Lebenswandels bietet es sich an, leicht zu beginnen und sich selbst nicht unter Druck zu setzen. Beginnen Sie mit zehn Minuten pro Woche, steigern Sie sich auf zehn Minuten an zwei Tagen pro Woche, dann auf zwanzig Minuten an zwei Tagen, zwanzig Minuten an drei Tagen usw. Irgendwann wird Yoga selbstverständlicher Teil Ihres Alltags werden.

Vorbeugen durch Ernährung

Die Ernährung beeinflusst nach ayurvedischem Verständnis sowohl Körper als auch Psyche. Sie wirkt auf diese beiden Komponenten, da sie die Doshas beeinflusst und somit in der Lage ist, die Harmonie zu stören oder zu begünstigen.

In der Ayurveda-Medizin existieren unterschiedliche Ernährungsratschläge. So wird beispielsweise zwischen sechs Geschmacksrichtungen unterschieden, die allesamt in der Ernährung beachtet werden sollten. Wichtig ist auch, den Einfluss der Ernährung auf Doshas und Gunas und damit auf das gesamte körperliche und psychische System zu beachten.

Die ayurvedische Lehre enthält umfassende Ratschläge und Anweisungen für jeden Dosha-Typen. Wer die für seine Dosha-Konstitution geltenden Ernährungsregeln befolgt, trägt zur Harmonie der einzelnen Elemente von Körper und Psyche bei. Durch die Stabilisierung des Gleichgewichts der Doshas wird auch für die Harmonie der anderen Elemente von Körper und Geist gesorgt – das Verdauungsfeuer Agni wird angetrieben, gesunde Dhatus werden gebildet, ausreichend Ojas wird gebildet und Sattva wird produziert, während die beiden anderen Gunas abgebaut werden.

Wer die Ernährungsregeln hingegen nicht befolgt, bringt die Doshas und damit das gesamte System aus Körper und Geist aus dem Gleichgewicht. Er öffnet Krankheiten somit Tür und Tor. Hierbei sollte jedoch darauf hingewiesen werden, dass das strenge Befolgen der Dosha-Ernährung nicht in jedem Falle nötig ist. Wer gesund ist und über harmonische Doshas verfügt, kann prinzipiell essen, was er möchte. Bei Beschwerden und zur Prävention sollte die relativ strenge doshagerechte Ernährung jedoch befolgt werden. Die Ernährungsanweisungen werden im vierten Kapitel dargelegt und ausführlich erläutert.

Vorbeugen durch Sport

Dass sportliche Betätigung die Gesundheit erhält, ist auch im Westen bekannt. Gegen viele sog. Zivilisationskrankheiten empfehlen Ärzte und andere Therapeuten heute Bewegung in Kombination mit einer Ernährungsumstellung. Im Ayurveda nimmt Sport in der Prävention ebenfalls eine wichtige Rolle ein.

Leichter Sport sollte idealerweise in die tägliche Routine integriert werden. So fällt es uns leichter, dauerhaft aktiv zu bleiben. Wenn Sie bisher keinen Sport getrieben haben, sollten Sie langsam anfangen und sich nicht direkt überlasten. Bereits zehn Minuten körperliche Aktivität pro Tag können in der gesundheitlichen Prävention enorm wirksam sein. Wichtig ist vor allem, dass sie regelmäßig aktiv sind. Nach ayurvedischer Lehre empfiehlt sportliche Aktivität sich vor allem in den Morgenstunden. Wichtig ist auch, dass sie immer zur gleichen Zeit ausgeübt wird. Schaffen Sie es morgens nicht, sollten Sie sich einen anderen Zeitpunkt suchen und konsequent jeden Tag zu diesem Zeitpunkt aktiv werden.

Welche Sport- oder Bewegungsarten für Sie geeignet sind, ist vor allem von ihrer Dosha-Konstitution abhängig. Vata-Typen sollten leichtem Krafttraining nachgehen. Für sie ist es jedoch von besonderer Bedeutung, nicht allzu viel Sport zu treiben. Pitta-Typen sollten schwimmen und sich an der frischen Luft bewegen. Von wettbewerbsorientierten Sportarten sollten sie Abstand nehmen. Kapha-Typen sollten sich möglichst viel bewegen. Sportarten, die auf Wettbewerb setzen und in der Gruppe durchgeführt werden, sind für Kapha-Typen besonders geeignet.

Vorbeugen durch Massagen

In kaum einem medizinischen System sind Massagen so wichtig wie im Ayurveda. Die ayurvedische Lehre kennt unterschiedlichste Massagen, die unterschiedlichsten Zwecken dienen. Für die Durchführung wird teilweise ein Masseur benötigt, teilweise gelingt sie auch in Eigenregie. Massagen, die ohne Masseur durchgeführt werden können, wirken auf mehreren Ebenen positiv. So nähren sie die Dhatus, wirken Müdigkeit entgegen, lösen muskuläre Verspannungen, regen die Durchblutung an, wirken auf psychischer Ebene entspannend und gleichen die Doshas aus. Sie tragen also einen massiven Anteil zur Gesunderhaltung von Körper und Geist bei.

Andere Massagen, die deutlich aufwendiger sind und mindestens einen, häufig sogar zwei Masseure erfordern, dienen darüber hinaus der Reinigung des Körpers. Sie werden im Rahmen aufwendiger Reinigungsrituale durchgeführt und befreien den Körper von Ama. Derartige Massagen sollten nicht ständig durchgeführt werden, sondern lediglich als Therapiemaßnahme oder als vorbeugende Kur.

Selbstmassagen hingegen können in die tägliche Routine integriert werden. Sie tragen zur Gesunderhaltung bei und fördern das Wohlbefinden. Besonders geeignete Zeitpunkte für die Selbstmassagen sind der frühe Morgen und der späte Nachmittag. Nehmen Sie sich ausreichend Zeit und sorgen Sie durch die Massage für Entspannung. Sie werden sich anschließend besser fühlen. Im sechzehnten Kapitel finden Sie Anleitungen für einfache Selbstmassagen, die Sie ohne weitere Vorkenntnisse durchführen können.

Die bisherigen Maßnahmen waren allesamt präventiver Natur. Sind die Doshas bereits stark aus dem Gleichgewicht geraten, ist die Harmonie der einzelnen Körperfunktionen und -elemente aller Wahrscheinlichkeit nach bereits massiv gestört. Auch die Gunas sind in der Folge des Ungleichgewichts wahrscheinlich aus dem Gleichgewicht geraten. Der Mensch ist krank. Nun muss herausgefunden werden, in welche Richtung das Dosha-Gleichgewicht sich verschoben hat. Durch eine ungünstige Lebensweise, die die Doshas durcheinanderbringt, werden bestimmte Doshas begünstigt, während andere benachteiligt werden. Bei einem Vata-Typen kann aufgrund ungünstiger Lebensführung beispielsweise Pitta zu stark werden, während Vata abgeschwächt wird. Bei einem Kapha-Typen könnte Vata sich in den Vordergrund drängen und die beiden anderen Doshas ausbremsen. Es gilt also, neben dem individuellen Dosha-Typen – also dem idealen Zustand der Doshas beim Patienten – den momentanen Dosha-Zustand festzustellen. Die Beschwerden, über die der Patient berichtet, geben Aufschluss über die Art des Dosha-Ungleichgewichts. Weiß der Ayurveda-Arzt, welches Dosha sich in den Vordergrund gedrängt hat, kann er die Krankheit behandeln, indem er das zu stark ausgeprägte Dosha besänftigt und die zu schwach ausgeprägten Doshas erhöht. Darüber hinaus gilt es, den Zustand des Verdauungsfeuers zu diagnostizieren und Agni gegebenenfalls zu stärken. Auch Ama muss erkannt und aus dem Körper entfernt werden. Weiterhin ist es meist sinnvoll, Sattva zu erhöhen und die anderen Gunas abzuschwächen.

Es ist im Übrigen auch möglich, dass das dominante Dosha noch stärker wird, als es im Idealfall sein sollte. Vata-Typen können also genauso unter zu starkem Vata leiden wie Pitta- und Kapha-Typen.

Nachfolgend soll dargelegt werden, wie bestimmte Dosha-Ungleichgewichte erkannt und behandelt werden. Weiterhin sollen Maßnahmen zur Agni-Stärkung und zur Reinigung des Körpers beschrieben werden. Diese Darlegungen ersetzen niemals Diagnose und Therapie durch einen Arzt.

Behandlung: Übermäßiges Vata behandeln

Zunächst muss erkannt werden, dass Vata erhöht ist. In den folgenden Zeilen sollen körperliche sowie psychische Symptome, die auf erhöhtes Vata hindeuten können, aufgeführt werden.

Körperliche Symptome

- Verspannungen
- Verstopfung
- Blähungen
- Flüssiger Stuhlgang

- Gelenkschmerzen
- Gelenkversteifungen
- Infektanfälligkeit
- Kälteunverträglichkeit

Psychische Symptome

- Schlafprobleme
- Erschöpfung
- Konzentrationsprobleme
- Rastlosigkeit
- Empfindlichkeit gegenüber Umwelteinflüssen (Geräusche etc.)

Will der Ayurveda-Arzt Vata mildern, ergreift er folglich Maßnahmen, die Vata entgegenwirken. Vata zeichnet sich durch Beweglichkeit, Schnelligkeit, Leichtigkeit sowie Kühle aus. Vata ist überdies rau und fein. Die entgegenwirkenden Maßnahmen sind demnach das Gegenteil dieser Eigenschaften: Sie sind schwer, ruhig, stabil, warm, langsam und weich. Darüber hinaus wirken sie der Unregelmäßigkeit, die für Vata typisch ist entgegen.

Um Vata zu beruhigen, werden regelmäßige Rhythmen in den Alltag des Patienten integriert. Eine feste Tagesroutine wird erarbeitet – Essen, Arbeit, Yoga und Schlaf werden immer zur gleichen Zeit durchgeführt. Ferner ist es wichtig, für Ruhe und Entspannung zu sorgen. Entspannungsübungen, Meditation, warme

Bäder und Aufenthalte in der Natur wirken der für Vata typischen Unruhe entgegen. Die Schnelligkeit wird aus dem Alltag genommen. Das Leben wird ruhiger und entspannter.

Wer an übermäßigem Vata leidet, sollte Stress vermeiden, auf Koffein und andere aufputschende Mittel verzichten, mehr schlafen und Überreizung vermeiden. Auch zu viel Aktivität ist nicht förderlich.

Menschen, die durch zu viel Vata krank wurden, sollten zu geregelten Zeiten essen. Sie nehmen idealerweise warme Mahlzeiten zu sich und trinken warme Getränke. Yogische Übungen und Meditation sollten einen hohen Stellenwert einnehmen. Massagen mit warmen Ölen sind ebenfalls sehr empfehlenswert, da sie beruhigend wirken.

Behandlung: Übermäßiges Pitta behandeln

Übermäßiges Pitta kann für die nachfolgend aufgeführten Symptome verantwortlich sein.

Körperliche Symptome

- Starker Durst
- Starker Hunger
- Übermäßiges Schwitzen
- Hautrötungen
- Sodbrennen

- Saures Aufstoßen
- Hitzeunverträglichkeit
- Brennende Gefühle (bspw. an Haut und Augen)
- Häufiger Stuhlgang

Psychische Symptome

- Starkes Konkurrenzdenken und -verhalten
- Übermäßige Reizbarkeit
- Kritikneigung

Pitta zeichnet sich durch Hitze und Schärfe aus. Es ist zudem flüssig, leicht, schnell, sauer und durchdringend. Will der Ayurveda-Arzt übermäßiges Pitta mildern, greift er dementsprechend zu kühlenden, schweren, trocknenden Mitteln. Weiterhin versucht er, der Schärfe und der Leichtigkeit Pittas entgegenzuwirken.

Massagen mit kühlenden Ölen, kühle Bäder, längere Aufenthalte im Schatten, regelmäßiges Schwimmen und das Vermeiden des Kontakts mit Hitze sind wichtige Maßnahmen der Therapie. Wer an übermäßigem Pitta leidet, sollte sich nicht allzu lange in der Sonne aufhalten, auf das Saunieren und andere Maßnahmen, die schweißtreibend wirken, verzichten. Weiterhin ist es hilfreich, Stress zu reduzieren und sich nicht in Konkurrenzkämpfe zu begeben. Wettbewerbsorientierte Sportarten oder andere Wettbewerbssituationen sind für Menschen, die an übermäßigem Pitta leiden, nicht geeignet.

Wer zu viel Pitta aufweist, sollte warme Speisen meiden. Kaltes Essen und Rohkost sind zu bevorzugen. Außerdem bietet es sich an, mehrmals am Tag kleinere Mahlzeiten einzunehmen. Meditative Praxis und andere yogische Übungen helfen, den Konkurrenz- und Wettbewerbsdrang, der zur Kritik der eigenen Person und anderer Menschen sowie zu übermäßiger Wut und Gereiztheit führt, abzumildern.

Behandlung: Übermäßiges Kapha behandeln

Übermäßiges Kapha kann für die nachfolgend aufgeführten Symptome verantwortlich sein.

Körperliche Symptome

- Appetitlosigkeit
- Gewichtszunahme
- Fettige Kopfhaut
- Schuppen
- Nasennebenhöhlenentzündung
- Neigung zu Infektionen der Atemwege
- Verminderter Geschmackssinn
- Verminderter Geruchssinn

Psychische Symptome

- Antriebslosigkeit

- Energie- und Kraftlosigkeit
- Festhalten an Dingen (z.B. an der Vergangenheit, aber auch an physischen Dingen)

Kapha zeichnet sich durch Schwere, Trägheit und Stabilität aus. Es ist weich, ölig und kühl. Übermäßiges Kapha wird dementsprechend durch Maßnahmen gelindert, die Leichte, Unbeschwertheit und Bewegung bringen.

In der Behandlung übermäßigen Kaphas nehmen Bewegung und Aktivität zentrale Rollen ein. Menschen, die an übermäßigem Kapha leiden, sollten vor allem aktiv werden – durch Bewegung an der frischen Luft, durch Sport oder durch das Entdecken von Neuem. Für diese Menschen ist es wichtig, auch einmal von der täglichen Routine abzuweichen. Werden Sie aktiv, begeben Sie sich nach draußen. Lernen Sie neue Dinge und entdecken Sie neue Hobbies. Auch warme Bäder und die Gesellschaft anderer Menschen können helfen.

Vermieden werden sollten Passivität, zu langer Schlaf, Kälte und Isolation. Wer Kapha abmildern will, sollte sich nicht zurückziehen. Geben Sie dem Drang, sich auszuruhen und alleine zu sein nicht immer nach. Weiterhin ist es ratsam, nicht allzu viel zu essen. Regelmäßiges Fasten, das gelegentliche Auslassen von Mahlzeiten und die Beschränkung auf leichte, kleine Mahlzeiten können enorm hilfreich sein.

Yogische Übungen und Meditation stärken die Lebensenergie und unterstützen die im Rahmen der

Behandlung aufflammende Leichtigkeit. Diese Übungen sollten also keineswegs vernachlässigt werden.

Behandlung: Agni stärken

Auch eine Agni-Schwäche ist denkbar. Sie tritt meist als Folge eines Dosha-Ungleichgewichts auf. Doch auch andere Einflüsse – vor allem eine falsche Ernährung – können das Verdauungsfeuer schwächen. Die nachfolgend aufgeführten Symptome können auf eine Agni-Schwäche hindeuten.

Körperliche Symptome

- Blähungen nach Mahlzeiten
- Völlegefühle
- Verstopfung
- Neu auftretende Lebensmittelunverträglichkeiten
- Sodbrennen
- Aufstoßen
- Magenschleimhautentzündung
- Unverdaute Nahrungsbestandteile im Stuhl

Das Verdauungsfeuer ist für viele körperliche Abläufe von zentraler Bedeutung. Ist es geschwächt, wird die Nahrung nicht vollständig verdaut, was dazu führt, dass ungesunde Dhatus gebildet werden, woraus wiederum ein Mangel an Ojas resultiert. Darüber hinaus sammelt sich Ama an.

Agni zu stärken ist folglich eine der wichtigsten Aufgaben des Ayurveda-Arztes. Auch hierfür eignet sich in erster Linie eine Umstellung des Lebenswandels. Regelmäßige Mahlzeiten, die täglich zu den gleichen Zeiten eingenommen werden, sowie regelmäßiges Fasten helfen dabei, Agni zu stärken. Beim Fasten sollte jedoch darauf geachtet werden, dass die Harmonie der Doshas nicht gestört wird – es sollte also nur kurz und unter Beachtung der individuellen Umstände durchgeführt werden.

Ferner bietet es sich an, auf leicht verdauliche Mahlzeiten zu setzen und bevorzugt Wasser zu trinken. Je nach Dosha-Typ kann das Wasser warm oder kalt sein. Andere Getränke sollten nur selten und in geringen Mengen konsumiert werden. Tee stellt hierbei eine Ausnahme dar, wobei die Temperatur auch hier von der individuellen Dosha-Konzentration abhängig gemacht werden sollte.

Eiskalte Getränke sollten in jedem Falle vermieden werden. Außerdem sollte nur gegessen werden, wenn Hunger verspürt wird. Essen ohne Hungergefühl führt zur Überfüllung des Magens und kann das Verdauungsfeuer überfordern. In diesem Kontext ist es zudem von Bedeutung, langsam zu essen und nur so viel zu essen, wie nötig ist, um das Hungergefühl zu stillen.

Weitere Maßnahmen bestehen darin, auf körperliche Aktivität zu achten, Stress zu meiden und regelmäßig Ölmassagen durchführen zu lassen. Bei einer Agni-Schwäche ist es ferner ratsam, die Mahlzeiten stark zu würzen und regelmäßig Yoga-Übungen durchzuführen.

Behandlung: Panchakarma

Als Panchakarma wird die ayurvedische Reinigungsbehandlung bezeichnet. Sie setzt sich aus mehreren Einzelbehandlungen zusammen und soll den Körper entgiften. Hierbei wird sowohl angesammeltes Ama abgeleitet, als auch das Dosha-Gleichgewicht wiederhergestellt. Im Rahmen der gründlichen Entgiftungsbehandlung des Körpers werden überschüssige Doshas abgeleitet. Durch die wiederhergestellte Harmonie funktionieren alle Körperfunktionen besser. Darüber hinaus hat die Lebensenergie mehr Platz, was Gesundheit und Wohlbefinden weiter steigert. Vor allem aber soll das Gleichgewicht der Doshas hergestellt werden.

Durchgeführt werden Panchakarma-Kuren idealerweise zu den Jahreszeitenwechseln, da sich zu diesen Zeiten auch die Zusammensetzung der Doshas im Körper ändert. Panachakarma-Behandlungen sind in aller Regel sehr intensiv und belastend für Körper und Psyche. Die Patienten sollten sich in der Zeit vor und nach der Behandlung also nicht viel vornehmen. Es bietet sich an, für die Kur Urlaub zu nehmen. Findet eine längere Anreise zum Behandlungsort statt, sollte Zeit zum Ankommen und Eingewöhnen eingeplant werden, bevor die Behandlung begonnen wird. Auch nach beendeter Kur sollte ein längerer Zeitraum der Erholung eingeplant werden – empfohlen werden mindestens zwei Wochen.

Panchakarma-Kuren sollten nicht zu häufig durchgeführt werden. Dies ist sowohl auf die Belastung, die sie darstellen, als auch auf ihre langanhaltende Wirkung zurückzuführen. Mehr als einmal im Jahr sollte die intensive Kur keinesfalls durchgeführt werden.

Heute lassen sich zwei Arten von Panchakarma unterscheiden. Neben der klassischen Behandlung existiert eine schonendere Kur, die auch für kranke, alte und anderweitig geschwächte Menschen geeignet ist. Im Westen wird vor allem diese sanftere Form von Panchakarma angewendet. Nachfolgend sollen beide Kuren kurz vorgestellt werden.

Die klassische Panchakarma-Kur

Die klassische Panchakarma-Kur stellt wie bereits erwähnt eine enorme Belastung für den Körper dar. Sie sollte nur von ausgebildeten Ayurveda-Ärzten und ausschließlich im stationären Kontext durchgeführt werden. Darüber hinaus ist darauf hinzuweisen, dass sie nicht für kranke Menschen geeignet ist. Sie dient also ausschließlich der Prävention.

Panchakarma setzt sich aus fünf Einzelbehandlungen zusammen – übersetzt bedeutet das Sanskrit-Wort „fünf Handlungen" –, die im Laufe mehrere Tage vorgenommen werden. Zunächst findet ein therapeutisches Erbrechen statt, welches Kapha und Pitta aus dem Körper hinausbefördern soll. Eingeleitet wird das Erbrechen durch die Gabe spezieller Medikamente.

Im zweiten Schritt findet eine intensive Reinigung des Körpers statt. Hierzu werden Abführmittel verabreicht. In aller Regel handelt es sich dabei um pflanzliche Präparate – sie sind dennoch keineswegs harmlos.

Der dritte Schritt besteht aus wiederholten Einläufen. Hierbei sind drei Formen des Einlaufs zu unterscheiden: Kräuter-Einläufe sollen überschüssiges Vata aus dem Körper befördern, Öl-Einläufe wirken stärkend und Wassereinläufe reinigend.

Im vierten Schritt wird die in diesem Buch bereits benannte Nasya-Behandlung durchgeführt, im Rahmen derer Öl in die Nase gegeben wird. Es reinigt die Nase sowie die Nebenhöhlen. Darüber hinaus wirkt es übermäßigen Doshas entgegen.

Der fünfte Schritt besteht aus dem auch hierzulande sehr bekannten Aderlass. In der Ayurveda-Lehre wird durch den Aderlass Pitta gesenkt.

Bevor die klassische Panchakarma-Kur begonnen wird, werden in aller Regel intensive Ölmassagen durchgeführt. Darüber hinaus nehmen die Patienten Ghee ein.

Die schonende Panchakarma-Kur

Die schonende Panchakaram-Kur beginnt mit Ölmassagen. Im zweiten Schritt wird Ghee eingenommen. Diese beiden ersten Schritte der schonenden Panchakarma-Variante gelten bei der klassischen Version als Vorbereitung.

Auf therapeutisches Erbrechen wird verzichtet. Im dritten Schritt findet die Körperreinigung durch Einnahme von Abführmitteln statt, die auch Teil der klassischen Panchakarma-Kur ist. Anschließend werden ebenso wie bei der klassischen Behandlung mehrere Einläufe durchgeführt. Der fünfte Schritt besteht aus diversen Körperbehandlungen – unter anderem aus den hierzulande aus dem Wellnessbereich bekannten Stirnölgüssen. Auf den Aderlass wird verzichtet.

Zusammenfassung

Panchakarma dient in jedem Falle der intensiven Reinigung des Körpers. Es soll die Doshas ins Gleichgewicht bringen und den Körper von allem Überflüssigen befreien. Es wird sowohl präventiv als auch therapeutisch durchgeführt. Aufgrund der enormen Belastung, die es darstellt, sollte es nur von umfassend ausgebildeten Ayurveda-Ärzten und ausschließlich unter dauerhafter Überwachung des Patienten eingesetzt werden.

Behandlung: Kräuter und Gewürze

Im Westen ist Ayurveda auch als Kräuterheilkunde bekannt. Zurückzuführen ist dies auf den recht breiten

Einsatz von Heilkräutern und Heilpflanzen bei Erkrankungen. Diese Maßnahmen werden in aller Regel mit den bisher beschriebenen Therapien kombiniert, zielen sie doch ebenfalls darauf ab, das Gleichgewicht wiederherzustellen.

Eingenommen werden die Kräuter und Gewürze entweder mit dem Essen oder als fertige Präparate. Wer auf Präparate setzen will, sollte darauf achten, ausschließlich in der EU hergestellte und als Arzneimittel zugelassene Medikamente zu erwerben. In Indien werden sehr häufig Schwermetalle als Hilfsstoffe verwendet, die giftig sind – Quecksilber, Blei und Arsen sind keine Seltenheit. Anbieter werben häufig damit, dass die Stoffe in den Präparaten unschädlich gemacht seien – auf diese Aussage ist jedoch keineswegs Verlass. Sehen Sie also vom Kauf derartiger Präparate von nicht-kontrollierten Stellen dringend ab.

Ayurveda-Ärzte in Deutschland können in der Regel bei der Auswahl geeigneter Präparate helfen. Von Selbstmedikation ist abzuraten.

Ernährung und Gewürzkunde

Wie die bisherigen Ausführungen in diesem Buch bereits verdeutlicht haben, nimmt die Ernährung in der ayurvedischen Lehre eine zentrale Stellung ein. Nur, wer sich gesund und seiner Konstitution entsprechend ernährt, wird Gesundheit erlangen und erhalten können. Die Ernährung sollte also keinesfalls vernachlässigt werden.

Für westliche Menschen recht ungewöhnlich ist die Vorstellung, dass es keine allgemein als gesund geltende Ernährung gibt, sondern für jeden Dosha-Typen spezielle Ernährungsempfehlungen. Vor dem Hintergrund der ayurvedischen Prämissen – der Lehre der Doshas, des Agni, der Dhatus, des Ojas, der Malas, des Ama, der Gunas und ihres Zusammenspiels – ist diese Folgerung jedoch absolut folgerichtig. Werden die ayurvedischen Grundannahmen akzeptiert, ist es also sinnvoll, der sehr umfangreichen ayurvedischen Ernährungslehre zu folgen. Einlenkend sollte angemerkt werden, dass die Dosha-Ernährung nicht immer streng zu befolgen ist. Befinden die Doshas sich in Harmonie, kann relativ frei gegessen werden, was immer bevorzugt wird. Lediglich bei Beschwerden oder zur Prävention ist die jeweilige Typen-Ernährung streng zu befolgen.

Nachfolgend sollen sowohl die allgemeinen Empfehlungen als auch die Ernährungsrichtlinien für die einzelnen Dosha-Typen erläutert werden.

Ernährung und die Gunas

Wie bereits erläutert wurde, sollte Sattva deutlich überwiegen, wenn psychische Gesundheit und Wohlbefinden angestrebt werden. Die beiden anderen Gunas Rajas und Tamas gilt es hingegen zu reduzieren. Neben psychosozialen Einflüssen – der Einwirkung anderer Menschen, den gemachten Lebenserfahrungen usw. – beeinflusst auch die Ernährung die Gunas. Über die Auswahl der Lebensmittel kann Sattva befördert werden. Wählen wir Lebensmittel, die die beiden anderen Gunas fördern, verschlechtern wir unsere psychische Lage hingegen – wir fühlen uns unwohl.

Lebensmittel, die Sattva fördern

Die folgenden Lebensmittel fördern Sattva:

- Gemüse
- Obst
- Nüsse
- Vollkorngetreide
- Pseudogetreide
- Samen
- Milch und Milchprodukte

- Gewürze
- Honig und Co
- Tofu

Lebensmittel, die Rajas fördern

Die folgenden Lebensmittel fördern Rajas:

- Fertiggerichte (da stark gesalzen)
- Eier
- Scharfe Gewürze
- Koffein
- Knoblauch
- Zwiebeln
- Industriezucker
- Industriell stark verarbeitete Produkte
- Rettich
- Radieschen
- Süßigkeiten

Lebensmittel, die Tamas fördern

Die folgenden Lebensmittel fördern Tamas:

- Fertiggerichte
- Industriell verarbeitete Nahrungsmittel
- Fleisch
- Fisch
- Pilze
- Frittiertes
- Gebratenes

- Erdnüsse

Verzichten Sie weitgehend auf alle Lebensmittel, die Sattva nicht fördern.

Ernährung für die Dosha-Typen

Nachfolgend soll ein Überblick über die Ernährungsempfehlungen für die einzelnen Dosha-Typen sowie bei Beschwerden, die im Zusammenhang mit den jeweiligen Doshas stehen, gegeben werden.

Ernährung für Vata-Typen und bei Vata-Beschwerden

Die Vata-Ernährung sollte befolgt werden, wenn Ihr Vata erhöht ist. Außerdem sollte sie befolgt werden, wenn Sie generell viel Vata aufweisen und befürchten, dass es sich erhöhen könnte. Letzteres ist bei Vata-Typen unter bestimmten Bedingungen der Fall – beispielsweise im Spätherbst und im Winter, bei trockenem, windigen Wetter oder bei ungünstigen Einflüssen, die sich aus den Lebensumständen ergeben.

Die Nahrungsmittel sollten heiß, flüssig, ölig und schwer sein. Weiterhin ist darauf zu achten, süße, saure und salzige Speisen zu bevorzugen. Darüber hinaus ist es von Bedeutung, während des Essens für Ruhe zu sorgen und ausschließlich warme Getränke zu sich zu nehmen. Die folgenden Lebensmittel sind für die Vata-Ernährung besonders geeignet:

Kräuter und Gewürze

- Anis
- Basilikum
- Cumin
- Dill
- Ingwer
- Kardamom
- Knoblauch
- Kümmel
- Liebstöckel
- Lorbeerblätter
- Majoran
- Muskat
- Nelken
- Paprika
- Rosmarin
- Safran
- Salbei
- Salz
- Senfsamen
- Thymian
- Zimt

Gemüse

- Artischocken
- Aubergine
- Fenchel
- Grüne Bohnen
- Gurke
- Knoblauch
- Kürbis
- Möhre
- Oliven
- Pastinaken
- Peperoni
- Radieschen
- Rote Beete
- Spargel
- Sellerie
- Spinat
- Süßkartoffeln
- Zucchini
- Zwiebeln (gekocht)

Obst

- Apfel
- Apfelsine
- Ananas
- Avocado
- Dattel
- Erdbeere
- Feige
- Grapefruit

- Himbeere
- Kirsche
- Kiwi
- Mango
- Melone
- Papaya
- Pfirsich
- Pflaume
- Zitrone

Getreide

- Buchweizen
- Dinkel
- Gerste
- Haferflocken
- Hirse
- Mais
- Roggen
- Weizen
- Weißer Reis

Fette und Öle

- Alle außer Kokosöl

Milch und Milchprodukte

- Frischkäse
- Kuhmilch
- Sahne
- Gesalzene Butterprodukte
- Ghee

Nüsse und Samen sowie Hülsenfrüchte

- Haselnüsse
- Kidneybohnen
- Kichererbsen
- Kürbiskerne
- Mandeln
- Mungobohnen
- Rote Linsen
- Sesam
- Soja
- Sonnenblumenkerne
- Tofu
- Walnüsse

Ernährung für Pitta-Typen und bei Pitta-Beschwerden

Die Regeln der Pitta-Ernährung sollten bei übermäßigem Pitta befolgt werden. Außerdem sollten sie befolgt werden, wenn Sie generell viel Pitta aufweisen und die Umwelteinflüsse leicht dafür sorgen könnten, dass es zu einem Pitta-Überschuss kommt. Dies ist besonders im Sommer, bei feuchtem und warmem Wetter, im Frühherbst oder bei einem Aufenthalt in feucht-warmen Gebieten der Fall.

Ideal für die Pitta-Ernährung geeignete Lebensmittel sind trocken, vergleichsweise kalt, süß, bitter oder herb und recht schwer. Darüber hinaus ist es wichtig, über den Tag verteilt mehrere kleine Mahlzeiten zu sich zu nehmen. Die folgenden Nahrungsmittel sind besonders gut für die Pitta-Ernährung geeignet:

Kräuter und Gewürze

- Basilikum
- Bockshornklee
- Cumin
- Currygewürz
- Dill
- Ingwer
- Kardamom
- Koriander
- Kümmel
- Kurkuma
- Melisse
- Minze
- Pfeffer
- Pfefferminze
- Safran
- Salz (wenig)

Gemüse

- Artischocken
- Auberginen
- Blumenkohl
- Brokkoli
- Erbsen
- Gurke
- Kartoffeln

- Kohlrabi
- Kohl
- Kürbis
- Möhren
- Paprika
- Pastinaken
- Rosenkohl
- Salat
- Sellerie
- Spargel
- Süßkartoffeln
- Tomaten

Obst

- Apfel
- Aprikose
- Avocado
- Banane
- Birne
- Dattel
- Feige
- Granatapfel
- Heidelbeere
- Mango
- Melone
- Pfirsich
- Pflaume
- Rosine
- Traube

Getreide und Pseudogetreide

- Amaranth
- Basmatireis
- Dinkel
- Gerste
- Mais
- Quinoa
- Vollkorn aller Art
- Weizen aller Art

Fette und Öle

- Ghee
- Kokosöl
- Leinsamenöl
- Olivenöl
- Rapsöl
- Sonnenblumenöl

Milch und Milchprodukte

- Butter
- Buttermilch
- Frischkäse
- Ghee
- Kuhmilch
- Mozzarella
- Süße Sahne
- Weichkäse aller Art (fettarm und ungesalzen)

Nüsse und Samen sowie Hülsenfrüchte

- Alle Hülsenfrüchte

- Kokosnuss
- Mandeln
- Sonnenblumenkerne

Ernährung für Kapha-Typen und bei Kapha-Beschwerden

Für die Kapha-Ernährung gilt ähnliches wie für die beiden anderen Dosha-Ernährungen: Befolgt werden sollte sie bei übermäßigem Kapha sowie in Situationen, in denen bei Menschen, die generell besonders viel Kapha aufweisen, ein Überschuss dieses Doshas droht. Letzteres ist bei Kapha-Typen im Frühling, bei schwachem Agni und im Winter der Fall. Darüber hinaus sollten Kapha-Typen die Kapha-Ernährung umsetzen, wenn sie sich in kalten, regnerischen Regionen aufhalten.

Die Lebensmittel, die im Rahmen der Kapha-Ernährung bevorzugt werden, sind heiß, trocken und leicht. Bevorzugt werden weiterhin scharfe, bittere und herbe Lebensmittel. Für die Kapha-Ernährung ist es von Bedeutung, regelmäßig und idealerweise in Gesellschaft zu essen. Darüber hinaus wird empfohlen, hin und wieder eine Mahlzeit auszulassen und regelmäßig für kürzere Zeit zu fasten. Die nachfolgend genannten Lebensmittel sind besonders für die Kapha-Ernährung geeignet.

Kräuter und Gewürze

- Anis
- Bockshornklee
- Chili
- Cumin
- Ingwer
- Kardamom
- Koriander
- Kümmel
- Kurkuma
- Majoran
- Muskat
- Nelken
- Oregano
- Paprika
- Petersilie
- Pfeffer
- Rosmarin
- Salbei
- Senfkörner
- Thymian

Gemüse

- Artischocken
- Auberginen
- Blumenkohl
- Brokkoli
- Erbsen
- Grünkohl
- Grüne Bohnen

- Kartoffeln
- Kohl
- Kohlrabi
- Kürbis
- Lauch
- Möhren
- Okra
- Paprika
- Pastinaken
- Peperoni
- Radieschen
- Rettich
- Rosenkohl
- Rote Beete
- Sellerie
- Spargel
- Zwiebel (gekocht)

Obst

- Ananas
- Apfel
- Apfelsine
- Birnen
- Erdbeeren
- Papaya
- Quitte
- Rhabarber
- Trockenobst
- Zitrone

Getreide und Pseudogetreide

- Kaum Einschränkungen

Fette und Öle

- Olivenöl (sparsam eingesetzt)
- Rapsöl (sparsam eingesetzt)
- Senföl (sparsam eingesetzt)

Milch und Milchprodukte

- Buttermilch
- Hüttenkäse
- Ziegenmilch und Produkte aus Ziegenmilch

Nüsse und Samen sowie Hülsenfrüchte

- Kichererbsen
- Kidneybohnen
- Kürbiskerne
- Leinsamen
- Linsen (gelb und rot)
- Mungobohnen
- Soja
- Sonneblumenkerne
- Tofu

Gesund essen und kochen

Neben den bisher dargestellten Ernährungstipps finden sich in der ayurvedischen Lehre einige weitere Ratschläge, die beachtet werden sollten, wenn Gesundheit und Wohlbefinden angestrebt werden. Diese weiteren Ratschläge betreffen vor allem die Zubereitung des Essens, die Umstände der Essensaufnahme und die Auswahl der Zutaten.

Die Zubereitung des Essens

Idealerweise sollte der Essende seine Speisen selbst zubereiten. Eine gute Alternative besteht darin, die Speisen durch eine Person, zu der eine emotionale Verbindung besteht, zubereiten zu lassen. Laut ayurvedischer Lehre schlägt die Stimmung des Kochs sich im Essen nieder.

Bereiten Sie Ihre Speisen selbst zu, sollten Sie sich viel Zeit lassen und möglichst entspannt bleiben. Verfallen Sie nicht in Hektik, stressen Sie sich nicht. Sind Sie aufgebracht oder schlecht gelaunt, beruhigen Sie sich erst, bevor Sie beginnen, das Essen zuzubereiten. Darüber hinaus sollte die Küche sauber sein.

Die Auswahl der Zutaten

Simplizität zählt viel. Laut ayurvedischer Lehre sollte das Essen möglichst einfach gehalten sein. Versuchen Sie also nicht, jeden Tag eine möglichst ausgefallene und exotische Mahlzeit zu kreieren. Weiterhin ist es ratsam, unverarbeitete Nahrungsmittel zu verwenden. Bewerkstelligen lässt sich dies hierzulande durch den Kauf lokaler Zutaten sowie durch die Fokussierung auf Bio-Zutaten.

Die Nahrungsaufnahme

Lassen Sie sich Zeit für die Nahrungsaufnahme. Sorgen Sie dafür, dass Sie während des Essens nicht gestresst sind. Wirken Sie der Fast-Food-Mentalität der westlichen Welt bewusst entgegen. Entspannen Sie sich vor dem Essen bewusst, legen Sie Ihre Arbeit nieder und fokussieren Sie sich auf das Essen. Essen Sie ausschließlich im Sitzen. Sorgen Sie dafür, dass Sie während des Essens nicht abgelenkt sind. Smartphone, Fernseher, Radio und Co sollten Sie beim Essen nicht beschäftigen. Essen Sie entweder in Stille oder unterhalten Sie sich mit anderen Menschen – das Gespräch sollte jedoch positiv sein und Sie nicht aufregen.

Genießen Sie Ihr Essen. Kauen Sie langsam und lassen Sie sich Zeit. Essen Sie daher nichts, was Sie nicht mögen – andernfalls würde es Ihnen vermutlich schwerfallen, die Mahlzeit zu genießen.

Sind Sie gestresst, schlecht gelaunt oder verärgert, bietet es sich an, vor dem Essen zu meditieren oder eine Entspannungsübung durchzuführen.

Meditation und Atemtechniken

Die Meditation zählt im Hinduismus zu den zentralen Praktiken. Als Teil des Yogas ist die Meditation im Hinduismus als spirituelle Praktik aufzufassen, die der Selbst- und Welterkenntnis dient. Im Kontext der ayurvedischen Lehre ist die Meditation damit auch als Methode zu verstehen, die zu innerer Ruhe und Entspannung sowie zur Abkehr von der Täuschung über die Welt und das eigene Selbst führt. Dadurch trägt auch die Meditation sowohl präventiv als auch therapeutisch zur physischen und psychischen Gesundheit sowie zum Wohlbefinden bei.

Unterschieden werden muss grob zwischen aktiven und passiven Formen der Meditation. Aktive Meditationen erfordern körperlichen Einsatz, während passive in vollkommener Ruhe und Stille durchgeführt werden. Letztendlich zielen beide darauf ab, einen Zustand der Achtsamkeit zu erreichen. Achtsamkeit – eigentlich ein Grundbegriff des Buddhismus – ist zu verstehen als umfassende Aufmerksamkeit, die sich auf nichts Bestimmtes richtet, nicht wertet und nicht handelt.

Meditierende begeben sich also in eine rein beobachtende Position. Sie spüren vielleicht Schmerz in einem Körperteil, nehmen diesen Schmerz wahr, sind aber distanziert von ihm. Sie bewerten ihn nicht, sie lassen ihn keine Handlung bestimmen, sie beobachten ihn einfach teilnahmslos. Vielleicht bemerken sie auch, dass Gedanken aufkommen. Auch diese Gedanken werden nicht weitergedacht oder aufgegriffen. Sie werden nicht zum Ausgang einer Handlung oder eines weiteren Gedankens. Sie werden teilnahmslos beobachtet, bis sie vorüberziehen.

Wie die Ausführungen deutlich machen, findet in der Meditation eine Distanzierung von Welt, Körper und Psyche statt. Der Meditierende erlebt sich gewissermaßen als enthoben, was gleichzeitig jedoch dazu führt, dass er sich deutlich stärker mit allem verbunden fühlt. In der Meditation wird die hinduistische Lehre, dass das wahre Selbst weder Körper noch Psyche noch das Zusammenspiel dieser beiden Komponenten ist, sehr anschaulich begreifbar. Darüber hinaus werden weitere Fähigkeiten – beispielsweise Akzeptanz – geschult.

Die Meditation soll im Hinduismus also die Einsicht in das wahre Prinzip von Welt und damit auch Selbst fördern. Sie hilft dem Meditierenden, die zentralen Prinzipien der hinduistischen Lehre zu verstehen. Sie ist damit per Definition Teil des Yogas – sie ist schließlich eine Methode der Selbsterkenntnis.

Doch wie meditiert man eigentlich? In den folgenden Zeilen werden Sie es erfahren!

Anleitung: Einfache Meditation für den Alltag

Eine Körperfunktion, die im Alltag nur wenig Beachtung erfährt, ist für die Meditation von zentraler Bedeutung: Der Atem. Wissen Sie, wie Sie atmen? Ob Sie schnell oder langsam, gleichmäßig oder unregelmäßig, tief oder eher flach atmen? Vermutlich wissen Sie es nicht. Wir achten im Alltag nicht darauf, wie wir atmen. Wir sind daran gewöhnt, dass unser Körper einfach atmet – wir müssen uns nicht weiter darum kümmern.

Unser Atem ist jedoch ein wichtiges Instrument, das wir gezielt einsetzen können – er kann viel mehr, als bloß Sauerstoff in unsere Lungen zu befördern.

- Atemübung

Achten Sie einmal ganz bewusst auf Ihre Atmung, ohne sie zu verändern. Wie würden Sie Ihren Atem beschreiben? Schnell oder langsam? Tief oder flach? Regelmäßig oder ungleichmäßig? Wie lange atmen Sie ein? Wie lange atmen Sie aus? Schließen Sie Ihre Augen und beobachten Sie einfach Ihren Atem. Fokussieren Sie sich auf ihn.

Wie fühlen Sie sich nun? Führen Sie diese Atemübung über einen längeren Zeitraum mit geschlossenen Augen durch und beobachten Sie, was geschieht. Das ist das zentrale Geheimnis der Meditation. Sie beobachten. Sie werten nicht, Sie handeln nicht. Fokussieren Sie sich einfach nur auf Ihren Atem.

- Bauchatmung

Vermutlich hebt und senkt sich beim Atmen ausschließlich Ihr Brustkorb. Wollen Sie eine tiefe Entspannung empfinden und Ihren Körper besser mit Sauerstoff versorgen, bietet es sich an, zeitweise bewusst Bauchatmung zu praktizieren. Anders als der Name vermuten lässt, wird hierbei nicht in den Bauch geatmet – Bauchatmung im wörtlichen Sinne wäre Luftschlucken und das ist schließlich wenig angenehm. Die Bauchatmung trägt ihren Namen, da der Bauch sich bei dieser Atemtechnik hebt und senkt. Das wiederum ist darauf zurückzuführen, dass die Lungen sehr stark und umfänglich mit Luft gefüllt werden, was dazu führt, dass das Zwerchfell nach unten gedrückt wird und sich beim Ausatmen wieder hebt.

Die Bauchatmung ist sehr leicht zu erlernen. Setzen Sie sich mit geradem Rücken und einer insgesamt aufrechten, aber dennoch bequemen Körperhaltung auf einen Stuhl, ohne sich anzulehnen. Legen Sie beide Hände so auf Ihren Bauch, dass die Fingerspitzen sich in der Mitte leicht berühren. Versuchen Sie nun, so zu atmen, dass die Hände sich auseinanderbewegen. Die allermeisten Menschen werden beim Versuch ohne weiteres Nachdenken auf Bauchatmung setzen. Üben Sie ein wenig, dann können Sie es!

- Beruhigende Atmung

Setzen Sie sich aufrecht, aber bequem hin. Sie wollen sich entspannen. Atmen Sie durch Ihre Nase ein –

beeinflussen Sie Ihre Atmung hierbei nicht, atmen Sie einfach so, wie Sie es normalerweise tun. Atmen Sie etwa vier Sekunden lang ein – zählen Sie während des Einatmens bis vier. Atmen Sie dann ganz langsam durch den Mund aus – acht Sekunden lang. Spitzen Sie den Mund beim Ausatmen leicht und lassen Sie die Luft so hinausströmen, als würden Sie mit dem Luftstrom eine feine Feder balancieren wollen – pressen Sie die Luft keinesfalls hinaus.

Nach wenigen Minuten wird sich eine innere Ruhe und Entspannung einstellen.

- Einfache Achtsamkeitsmeditation

Begeben Sie sich – sofern Sie es können – in den Lotossitz. Ist es Ihnen noch nicht möglich den Lotossitz einzunehmen, stellt das keinen Beinbruch dar – er erfordert Übung, die Sie im Laufe Ihrer Yoga-Praxis erhalten werden. Stattdessen können Sie den halben Lotossitz oder den Schneidersitz einnehmen. Setzen Sie sich auf ein Kissen oder eine Yogamatte – andernfalls wird es schnell unbequem. Legen Sie Ihre Hände sanft auf Ihren Oberschenkeln ab. Achten Sie nun einfach auf Ihren Atem, ohne ihn zu beeinflussen. Atmen Sie einfach so weiter, wie Sie es tun. Beeinflussen Sie Ihren natürlichen Atemrhythmus nicht. Achten Sie einfach darauf wie Sie atmen. Wie fühlt es sich an? Beobachten Sie nur. Bewerten Sie nicht. Vergleichen Sie nicht – einfach atmen und beobachten.

Irgendetwas wird Sie mit Sicherheit ablenken. Vielleicht ist es laut oder zu kalt oder zu warm. Vielleicht schweifen Ihre Gedanken umher und Sie denken an den nächsten Einkauf oder eine ähnlich banale Angelegenheit. Dieses Abschweifen ist eigentlich begrüßenswert, da es Ihnen eine ideale Möglichkeit gibt, Achtsamkeit zu trainieren. Lassen Sie sich nicht auf die Ablenkungen oder Abschweifungen ein. Nehmen Sie die Rolle des Beobachters ein und verlassen Sie sie nicht. Sie sind nicht gezwungen, zu reagieren. Sie müssen nichts tun, nichts denken, nichts sagen – einfach nur atmen und beobachten. Wie fühlen Sie sich nach der Meditation?

Yoga-Übungen

Nachfolgend sollen einige praktische Yoga-Übungen vorgestellt werden, die auch für Einsteiger geeignet sind. Vorher wird der Unterschied zwischen Pranayamas und Asanas erklärt. Selbstverständlich wird dieses Kapitel fragmentarisch bleiben und keine näheren Informationen zu den religiös-philosophischen Hintergründen des Yoga-Konzepts liefern – schließlich widmet dieses Buch sich dem Ayurveda und nur am Rande dem Yoga. Zur aktiven Entspannung sowie zur Ausbildung eines besseren Verständnisses für Welt und Selbst und damit als aktiver Beitrag zur Gesundwerdung und Gesunderhaltung können die Übungen von Anfängern jedoch sehr gut eingesetzt werden. Die praktischen Übungen beschränken sich dabei auf

Asanas, da Atemübungen und -techniken bereits im vorherigen Subkapitel behandelt wurden.

Pranayama, Asana

Die Atemtechniken des Yogas werden als Pranayamas bezeichnet. Körperliche Übungen hingegen werden als Asanas bezeichnet. Nachfolgend werden ausschließlich Asanas vorgestellt. Grundlegende Atemtechniken wurden im Unterkapitel „Meditation" vorgestellt. Auch bei den Asanas sollten Sie jede Abschweifung vermeiden und sich ganz auf die Übung fokussieren. So können Sie Ihre körperliche Yoga-Praxis um meditative Aspekte erweitern.

Praktische Übungen

Baum

Der Baum ist eine auch für Einsteiger sehr gut geeignete Yoga-Übung. Er erfordert kaum Vorerfahrungen und kann auch von Personen, die körperlich nur bedingt fit sind, gut durchgeführt werden.

1. Stellen Sie sich möglichst aufrecht und gerade hin. Halten Sie Ihre Füße geschlossen. Schließen Sie kurz die Augen und sorgen Sie für Fokus.

2. Strecken Sie Ihre Arme seitlich so weit aus, wie es Ihnen möglich ist.

3. Verlagern Sie Ihr Körpergewicht auf Ihr rechtes Bein.

4. Heben Sie Ihren linken Fuß an und drehen Sie das Knie nach außen.

5. Legen Sie den linken Fuß auf der Innenseite des rechten Oberschenkels ab.

6. Strecken Sie Ihre Arme leicht angewinkelt nach oben und legen Sie die Handflächen aufeinander.

7. Sorgen Sie für Körperspannung und halten Sie die Position einige Sekunden lang.

8. Wiederholen Sie die Position mit der anderen Seite.

Sonnengruß

Der Sonnengruß ist ein wenig komplizierter, kann jedoch auch von Einsteigern problemlos durchgeführt werden.

1. Stellen Sie sich aufrecht hin. Atmen Sie aus und pressen Sie dabei Ihre Handflächen vor dem Bauch zusammen – es soll aussehen, als würden Sie beten wollen.

2. Atmen Sie ein und heben Sie dabei Ihre Arme in die Höhe. Ziehen Sie Ihre Schulterblätter gleichzeitig leicht nach hinten.

3. Atmen Sie wieder aus. Beugen Sie dabei Ihre Knie und Ihren Oberkörper leicht nach vorne. Berühren Sie mit Ihren Händen den Boden neben Ihren Füßen.

4. Atmen Sie ein und strecken Sie Ihr rechtes Bein dabei nach hinten aus. Das Knie des linken Beins winkeln Sie an, den Oberkörper richten Sie so weit auf, dass er sich auf der Höhe des angewinkelten Knies befindet. Ihre Fingerspitzen berühren weiterhin den Boden.

5. Halten Sie den Atem für einen kurzen Moment an. Knien Sie sich auf beide Knie und stützen Sie sich vorne auf Ihren Handflächen ab.

6. Atmen Sie aus. Legen Sie sich dabei flach auf den Boden. Auch Ihre Stirn sollte den Boden berühren.

7. Atmen Sie ein. Heben Sie dabei den Kopf und den Brustkorb vom Boden an.

8. Atmen Sie aus. Heben Sie Ihr Becken dabei möglichst weit in die Höhe. Ihre Beine sollten nun durchgedrückt und langgestreckt sein. Stützen Sie sich vorne auf den Handflächen ab. Ihr Kopf sollte nach unten gerichtet sein. Ihr Rücken fällt von der Hüfte nach vorne steil ab. Ihr Kopf befindet sich mit ihm in einer Linie.

9. Atmen Sie ein. Stützen Sie sich auf dem rechten Fuß ab, den Sie vor Ihrem Körper platzieren. Winkeln Sie Ihr rechtes Knie an. Das linke Bein strecken Sie nach hinten aus, wobei es flach auf dem Boden liegt. Ihr Oberkörper ist aufgerichtet.

10. Atmen Sie aus. Richten Sie sich dabei halb auf. Beugen Sie Ihren Oberkörper nach unten und beugen Sie die Beine leicht nach vorne.

11. Atmen Sie ein. Richten Sie sich dabei auf. Ihre Knie bleiben leicht nach vorne gebeugt. Ihr Rücken wir gerade. Strecken Sie die Arme gerade nach oben aus.

12. Atmen Sie aus. Senken Sie die Arme dabei wieder.

Dreieck

1. Grätschen Sie Ihre Beine auseinander – nehmen Sie also einen möglichst breitbeinigen Stand ein.

2. Drehen Sie Ihren rechten Fuß nach außen.

3. Strecken Sie Ihren rechten Arm auf Schulterhöhe zur Seite aus. Richten Sie Ihre Handfläche dabei nach außen.

4. Legen Sie Ihren linken Arm flach an der entsprechenden Körperseite an.

5. Atmen Sie aus und beugen Sie Ihren Oberkörper dabei nach rechts. Legen Sie Ihre rechte Hand neben Ihr rechtes Knie. Drehen Sie Ihren Kopf nach links und schauen Sie nach oben.

6. Neigen Sie Ihren Oberkörper weiter nach rechts.

7. Strecken Sie Ihren linken Arm senkrecht nach oben aus.

8. Legen Sie Ihre rechte Hand mit der Handfläche nach unten vor Ihrem rechten Fuß auf dem Boden ab.

9. Halten Sie diese Position einige Sekunden lang. Wiederholen Sie sie dann mit der anderen Seite.

Kobra

1. Legen Sie sich flach auf den Boden.

2. Strecken Sie Ihre Beine und Arme nach hinten aus. Ihre Handflächen zeigen nach unten.

3. Legen Sie Ihre Fußrückseiten flach auf dem Boden auf. Die Sohlen zeigen nach oben.

4. Berühren Sie mit Ihrer Stirn den Boden.

5. Stützen Sie Ihre Hände auf Bauchhöhe direkt neben Ihrem Körper auf.

6. Winkeln Sie Ihre Arme an.

7. Spannen Sie Ihre Muskeln an und heben Sie Ihren Oberkörper leicht vom Boden ab.

8. Richten Sie Ihre Arme leicht auf und drücken Sie Ihren Oberkörper mit Hilfe der Arme weiter vom Boden weg. Achten Sie darauf, dass Ihre Ellenbogen sich dicht am Körper befinden.

9. Legen Sie Ihren Kopf leicht in den Nacken. Blicken Sie nach oben.

10. Halten Sie die Position einige Sekunden lang.

Selbstmassagetechniken

Abhyanga-Massage

Die Abhynaga-Massage ist die klassische Selbstmassage im Ayurveda. Sie wird in der Regel am Morgen durchgeführt und soll heilend wirken, indem sie den Körper von Schadstoffen befreit, Lebensenergie aufbaut, Agni anregt, den Körper stärkt und sich stabilisierend auf das psychische Gleichgewicht auswirkt.

1. Erhitzen Sie 40 bis 50 ml Sesamöl leicht. Es sollte angenehm warm werden. Für das Gesicht können Sie Rosenöl verwenden, das ebenfalls leicht erwärmt werden sollte.

2. Entspannen Sie sich. Beobachten Sie Ihren Atem und Ihren Körper. Werden Sie ruhig.

3. Nehmen Sie wenige Tropfen Öl und massieren Sie sie in Ihre Kopfhaut ein. Verwenden Sie sanfte, kreisende Bewegungen.

4. Gehen Sie dann direkt zu den Ohren und zum Nacken über. Wenden Sie auch hier sanfte, kreisende Bewegungen an.

5. Führen Sie nun streichende Bewegungen am Kopf aus.

6. Nehmen Sie nun einige Tropfen Rosenöl und massieren Sie sie mit kreisenden Bewegungen in Ihre

Gesichtshaut und in die Haut Ihres Halses ein. Kreisen Sie von innen nach außen.

7. Massieren Sie nun Ihre Arme mit einigen Tropfen Sesamöl. Gehen Sie hier etwas kräftiger und weniger behutsam vor.

8. Massieren Sie nun Ihre Finger und Handgelenke. Gehen Sie mit streichenden Bewegungen vor und nehmen Sie sich ausreichend Zeit, um jeden Finger einzeln zu massieren. Sind Sie an der Fingerkuppe angekommen, sollten Sie sanft am Finger ziehen, bevor Sie zum nächsten Finger übergehen.

9. Massieren Sie Ihre Handflächen. Nutzen Sie hierzu ausschließlich Ihren Daumen.

10. Massieren Sie nun Ihren Oberkörper. Verteilen Sie ein wenig Öl auf Ihrer Brust und massieren Sie es von innen nach außen ein. Gehen Sie nicht zu zimperlich vor.

11. Massieren Sie das Öl anschließend direkt in Ihre Schultern ein. Auch hier sollten Sie nicht allzu sanft vorgehen.

12. Dann ist Ihr Bauch an der Reihe. Führen Sie hier von innen nach außen kreisende Bewegungen aus.

13. Widmen Sie sich anschließend Ihrem Rücken. Massieren Sie hier kräftig.

14. Gehen Sie weiter zum Gesäß. Streichen Sie von hier aus kräftig bis zu den Oberschenkeln, wo die Bewegung

dann in ein Kreisen übergeht. Gehen Sie dann weiter zu den Knien und den Waden.

15. Nehmen Sie sich viel Zeit für Ihre Füße. Behandeln Sie diese so, wie Sie auch Ihre Hände behandelt haben.

16. Duschen Sie sich anschließend.

Wissenschaftliche Studien zum Ayurveda

Wissenschaftliche Studien, die das gesamte ayurvedische System betrachten, existieren nicht. Es ist auch sehr unwahrscheinlich, dass derartige Studien jemals angefertigt werden. Die Grundannahmen des Ayurvedas stehen im Widerspruch zu den Grundannahmen der Naturwissenschaft. Aus diesem Grund ist es schwierig bis unmöglich, das ayurvedische System mit naturwissenschaftlichen Methoden zu untersuchen – ebenso wie es mit aus dem Hinduismus stammenden Methoden schwierig bis unmöglich ist, die Naturwissenschaft einer näheren Untersuchung zu unterziehen. Die beiden Systeme vertreten völlig unterschiedliche Weltauffassungen – wobei keine besser oder schlechter als die andere ist. Sie stehen gleichberechtigt nebeneinander. Die unterschiedlichen Grundannahmen machen es jedoch unmöglich, eine praktische Vergleichbarkeit, wie sie in der Naturwissenschaft gefordert wird, herzustellen. Eine solche Vergleichbarkeit zu fordern, ist indes Ausdruck naturwissenschaftlichen Denkens. Da dieses im Westen vorherrscht, betrachten viele Menschen das ayurvedische System aufgrund fehlender empirischer Vergleichsstudien – die ausschließlich in der Naturwissenschaft und methodisch verwandten Disziplinen gängig sind – kritisch. Sie übersehen dabei, dass solche Studien aufgrund unterschiedlicher

Grundannahmen schlicht nicht möglich sind. Eine vorurteilsfreie Betrachtung des ayurvedischen Systems setzt also eine Loslösung von den eigenen Überzeugungen voraus. Bei der Betrachtung des Ayurvedas sollten Sie nicht die Maßstäbe, die in einem System, das auf einer anderen Weltauffassung beruht, anwenden.

Was durchaus machbar ist, sind Studien zur Wirksamkeit im naturwissenschaftlichen Sinne einzelner ayurvedischer Anwendungen bei bestimmten nach naturwissenschaftlichen Kriterien definierten Erkrankungen. In diesen konnte die Wirksamkeit im naturwissenschaftlichen Sinne bei Rheuma, Kniegelenkarthrose und rheumatoider Arthritis empirisch nachgewiesen werden.

Bonus: Ayurvedische Rezepte für jeden Dosha-Typen

Um ein Gefühl für die Ayurvedische Küche zu bekommen, erhalten Sie nachfolgend pro Dosha-Konstitution drei Rezepte. Bei der Zusammenstellung der Rezepte wurde besonderer Wert auf die Alltagstauglichkeit gelegt. Aus diesem Grund sind viele Rezepte enthalten, die sehr westlich anmuten. Diese Rezepte wurden so angepasst, dass sie den Ernährungsempfehlungen des Ayurvedas entsprechen. Selbstverständlich kommen auch typisch indische Gerichte nicht zu kurz. Bei diesen haben wir uns jedoch auf Gerichte beschränkt, die auch in der westlichen Welt problemlos zuzubereiten sind.

Vata-Gerichte

- **Curryreis mit Mungobohnen und Zucchini**

Sie benötigen folgende Zutaten:

- Eine Tasse Basmatireis
- 1,5 Tassen Wasser
- Currygewürz
- 100 g getrocknete gelbe Mungobohnen
- Einen Zucchino

Anleitung:

Für dieses Gericht planen Sie bitte viel Zeit ein. Zunächst müssen die Mungobohnen in reichlich salzlosem Wasser vier Stunden eingeweicht werden. Nach dieser Zeit werden die Mungobohnen püriert. Nun erhitzen Sie eine halbe Tasse Wasser auf hoher Temperatur und geben, wenn das Wasser kocht, den Reis hinzu. Dieser muss so lange gekocht werden, bis das Wasser vollständig aufgenommen wurde. Passen Sie auf, dass der Reis zum Ende hin nicht anbrennt! In der Zwischenzeit waschen Sie den Zucchino und legen ihn in einen Topf, der mit Wasser gefüllt ist. Der Zucchino muss fünfzehn Minuten bei kochendem Wasser gedünstet werden, damit er weicher und genießbarer wird. Danach schütten Sie das Wasser ab und schneiden den Zucchino in kleinere Stücke. Den Reis, den Mungobohnenpüree und den gedünsteten Zucchino vermengen Sie zusammen mit 2TL Currypulver in einem

Topf. Geben Sie außerdem zwei EL Olivenöl hinzu. Vermengen Sie alles gut und erhitzen Sie das Gemisch unter beständigem Rühren bei mittlerer Hitze etwa zwei Minuten lang. Danach können Sie das Gericht servieren.

- **Penne mit Nuss-Sahne-Soße**

Sie benötigen folgende Zutaten für eine Portion:

- 100 g Penne
- 50 ml Kochsahne mit 7% Fett
- 20 g Wallnüsse
- 20 g Cashewnüsse
- 20 g Mandeln
- Pfeffer
- Salz
- 1 EL Zitronensaft

Anleitung:

Als erstes setzen Sie das Nudelwasser auf. Dafür erhitzen Sie einen Liter Wasser in einem Kochtopf auf höchster Stufe. Wenn das Wasser kocht, geben sie zuerst zehn Gramm Salz und dann die Penne hinzu. Während die Nudeln garen, bereiten Sie die Soße vor. In einer ungefetteten Pfanne lassen Sie die Nüsse mit leichter Hitze langsam gold-braun werden. Das Röstaroma verleiht der Soße einen besonderen Geschmack. Wenn die Nüsse geröstet sind, fügen Sie die Kochsahne hinzu. Das Ganze würzen sie nach Geschmack mit Salz und Pfeffer und dem Zitronensaft. Wenn die Nudeln gegart sind, gießen Sie das Nudelwasser ab. Zum Schluss können Sie die Soße zu den Nudeln geben und das Gericht wenige Minuten im Kochtopf durchziehen lassen.

- **Omelette mit Spargel, Süßkartoffel, Zucchini und Tomate**

Sie benötigen folgende Zutaten:

- 6 Eier
- 50 g grünen Spargel
- Eine Süßkartoffel
- Einen Zucchino
- Eine Fleischtomate
- Pfeffer
- Salz

Anleitung:

Zunächst waschen Sie bitte das Gemüse. Danach müssen der Spargel und die Süßkartoffel geschält werden. Weiterhin müssen die Enden des Zucchinos abgetrennt werden. Wenn dies getan ist, werden der Zucchino, der Spargel und die Süßkartoffel gedünstet, damit sie weicher und genießbarer werden. Dafür legen Sie die Gemüsesorten zusammen in einen Kochtopf und füllen ihn mit Wasser. Das Gemüse darf nicht vollständig vom Wasser bedeckt sein. Sie wollen es schließlich dünsten und nicht kochen. Nun bringen Sie das Wasser bei starker Hitze zum Kochen und lassen das Gemüse zwanzig Minuten garen. Im Anschluss daran schütten Sie bitte das Wasser ab und schneiden die Süßkartoffel sowie den Zucchino in kleine Stücke und den Spargel in ca. vier cm lange Streifen. Die Eier werden mit Hilfe einer Gabel oder eines Rührbesens verquirlt. Geben Sie etwas Pfeffer und ein wenig Salz zu den verquirlten Eiern. Jetzt benötigen Sie eine Pfanne, zu der ein Deckel gehört. Durch den Deckel staut sich die Hitze, was das Ei schneller und gleichmäßiger stocken lässt. Die Pfanne erhitzen Sie bei niedriger Stufe, geben zuerst das Gemüse hinein und lassen dann das Ei am Rand der Pfanne langsam einlaufen. Das Gemüse sollte mit dem Ei bedeckt sein. Mit dem Deckel auf der Pfanne lassen Sie das Ei nun stöcken. Das Omelett muss nicht gewendet werden. Seien Sie geduldig und schauen Sie regelmäßig nach dem Ei. Es dauert erfahrungsgemäß nur einige Minuten, bis es gestockt ist.

Pitta-Gerichte

- **Erbsenpüree mit Bratkartoffeln**

Sie benötigen folgende Zutaten:

- 400 g Erbsen (aus der Konserve oder dem Glas)
- 200 g festkochende Kartoffeln
- Olivenöl
- Pfeffer
- Salz

Anleitung:

Die Bratkartoffeln werden aus Pellkartoffeln hergestellt – dies gibt den Bratkartoffeln einen besonderen Geschmack. Dafür waschen Sie die Kartoffeln – falls nötig wird größerer Dreck mit einem Schrubber beseitigt - und geben sie mitsamt der Schale in einen Kochtopf. Den Kochtopf füllen sie mit Wasser, bis die Kartoffeln bedeckt sind. Das Wasser wird leicht gesalzen und auf höchster Temperaturstufe erhitzt, bis es kocht. Danach kann die Temperatur verringert werden und die Kartoffeln müssen ca. zwanzig bis 30 Minuten garen.

In der Zwischenzeit bereiten Sie den Erbsenpüree zu. Die Erbsen werden zunächst abgegossen, wobei das Wasser aufgefangen wird. Dann erhitzen Sie etwas Olivenöl in einem Kochtopf und geben die abgegossenen Erbsen hinzu. Diese lassen Sie auf niedriger Hitze warm werden, damit sie nicht anbrennen. Wenn sie warm genug sind, können die Erbsen mit Hilfe eines Pürierstabes zum Püree verarbeitet werden. Wenn Ihnen die Konsistenz des Pürees zu dick ist, geben Sie nach und nach etwas von dem abgegossenen Wasser hinzu. Den Püree können Sie im Kochtopf auf niedriger Stufe warmhalten – rühren Sie dabei jedoch in sehr kurzen Abständen um.

Wenn die Kartoffeln gar sind, gießen Sie das Wasser ab und pellen die Kartoffeln. Wenn die sie Ihnen zu heiß sein sollten, gießen Sie kaltes Wasser über sie. Anschließend schneiden Sie die Kartoffeln in dicke Scheiben. Diese Scheiben werden in eine Pfanne mit etwas Olivenöl gegeben, welche auf mittlerer Stufe erhitzt wird. Sie braten die Kartoffeln so lange, bis sie Ihnen kross genug sind. Würzen Sie dabei mit Pfeffer und Salz.

- **Pilzrisotto**

Sie benötigen folgende Zutaten:

- 100 g frische Champignons
- 100 g frische Pfifferlinge
- 100 g frische Steinpilze
- Eine große Schalotte
- Eine Tasse Risottoreis
- Drei Tassen Wasser
- Salz

- Pfeffer
- Cumin
- Olivenöl

Anleitung:

Zuerst waschen Sie die Pilze gründlich und schneiden unschöne Stellen heraus. Die Pilze werden dann in kleinere Stücke geschnitten. Auch die Schalotte wird geschält und in kleine Würfel gehackt. In einem Kochtopf erhitzen Sie auf hoher Temperatur etwas Olivenöl und lassen zuerst die Schalotte dünsten, bis sie glasig ist und geben dann die Pilze hinzu, welche mit der Schalotte zusammen angebraten werden sollen. Anschließend geben Sie den Risottoreis hinzu und lassen auch diesen kurz anbraten. Wichtig ist, dass die Lebensmittel nicht anbrennen. Nun stellen Sie die Flamme auf niedrige Temperatur. In den folgenden Schritten wird nach und nach jeweils etwas Wasser zu dem Reis gegeben. Es wird erst neues Wasser hinzugefügt, wenn der Reis die vorige Menge Wasser gänzlich aufgesogen hat. Dabei ist es wichtig, dass Sie ständig rühren, damit der Reis nicht anbrennt. Anschließend würzen Sie ihr Risotto nach Geschmack mit Salz, Cumin und Pfeffer.

- **Patisson-Kürbis-Suppe**

Sie benötigen folgende Zutaten:

- 1 Kg Patisson
- 500 ml Wasser
- Salz
- Pfeffer
- Koriander
- Safran

Anleitung:

Zuerst waschen Sie Ihren Kürbis, schälen und entkernen ihn und schneiden ihn anschließend in kleine Stücke. Das Wasser erhitzen Sie in einem großen Kochtopf bei hoher Temperatur und geben das Fruchtfleisch hinein. Der Kürbis soll nun kochen, bis er weich geworden ist. Am Ende können Sie die Suppe gegebenenfalls mit Hilfe eines Pürierstabes pürieren, bis sie die gewünschte Konsistenz aufweist. Würzen Sie während des Pürierens mit Salz, Pfeffer, Koriander und Safran. Die Suppe kann auch kalt serviert werden.

Kapha-Gerichte

- **Hirsesalat orientalischer Art**

Sie benötigen folgende Zutaten:

- Eine Tasse Hirse
- Zwei Tassen Wasser
- 50 g Kürbiskerne
- Schnittlauch
- Petersilie
- 50 g Erbsen aus dem Glas oder der Konserve
- Eine Zwiebel
- Wallnussöl
- Kurkuma
- Kümmel
- Cumin

Anleitung:

Im ersten Schritt waschen Sie die Hirse mit warmem Wasser ab und geben sie dann mit etwas Wasser in einen Topf. Zuerst muss das Wasser auf hoher Stufe zum Kochen gebracht werden und die Hirse muss fünf Minuten lang köcheln. Danach wird die Temperatur verringert. Bei geschlossenem Deckel muss die Hirse 30 Minuten lang quellen. Vergessen Sie nicht, zwischendurch umzurühren, damit die Hirse nicht anbrennt. In der Zwischenzeit entfernen Sie die Schale der Zwiebel, schneiden sie klein und geben sie in einen Kochtopf. Zusammen mit etwas Wallnussöl soll sie bei mittlerer Hitze glasig gegart werden. Die Kürbiskerne werden in einer ungefetteten Pfanne auf niedriger Stufe angeröstet. Passen Sie auf, dass sie nicht anbrennen. Die Erbsen lassen Sie abtropfen. In einer Schüssel vermengen Sie alle Zutaten und würzen den Salat mit geschnittener Petersilie und Schnittlauch. Geben Sie auch die anderen Gewürze hinzu.

- **Champignon-Omlette**

Sie benötigen folgende Zutaten:

- 6 Eier
- 100 g Champignons
- 100 g Steinpilze
- 100 g Pfifferlinge
- Eine Zwiebel
- Fenchel
- Petersilie
- Kresse
- Wallnussöl

Anleitung:

Als Erstes schälen Sie die Zwiebel, hacken sie fein und braten sie in etwas Wallnussöl auf mittlerer Temperatur in einer Pfanne an. Wichtig ist, dass die Pfanne einen zugehörigen Deckel besitzt. Die Pilze waschen Sie, entfernen unschöne Stellen, schneiden sie in Stücke und geben sie zu der Zwiebel. Auch sie sollen angebraten werden. In eine Schüssel geben Sie die aufgeschlagenen Eier und verquirlen sie zusammen mit dem gehackten Fenchel, der Petersilie und der Kresse. Nun stellen Sie die Flamme auf eine niedrige Stufe und gießen das Ei über den Rand der Pfanne zum Gemüse. Das Ei sollte das Gemüse vollständig bedecken. Bei geschlossenem Deckel lassen Sie das Ei langsam stocken. Haben Sie Geduld, es kann etwas dauern, bis das Omlette fertig ist. Sie müssen das Omlette nicht wenden. Durch die niedrige Temperatur sollte es nicht anbrennen. Sehen Sie dennoch regelmäßig nach dem Ei!

- **Kartoffel-Rote-Beete-Taler**

Sie benötigen folgende Zutaten:

- 100 g rote Beete aus dem Glas oder der Konserve
- 400 g mehlige Kartoffeln
- Wasser
- Wallnussöl
- Pfeffer

- Basilikum
- Kurkuma
- Cumin

Anleitung:

Zunächst waschen Sie die Kartoffeln und schrubben sie gegebenenfalls mit einer Bürste ab, wenn zu viel Dreck vorhanden ist. Sie entfernen ihre Schale und geben die Kartoffeln in einen Kochtopf. Sie füllen ihn mit so viel Wasser, dass die Kartoffeln vollständig bedeckt sind. Die Kartoffeln kochen nun 30 Minuten bei mittlerer Hitze. Währenddessen lassen Sie das Wasser der roten Beete abtropfen und pürieren sie mit Hilfe eines Pürierstabes. Wenn die Kartoffeln gegart sind, stampfen Sie sie mit einem Pürierstab zu einem Püree, welchen sie anschließend mit dem rote Beete-Püree vermischen. Geben Sie auch die Gewürze hinzu und vermengen Sie alles erneut. Danach erhitzen Sie etwas Wallnussöl in einer Pfanne bei mittlerer Hitze. Mit den Händen formen Sie aus dem Püree kleine ovale Taler, die in dem Öl von beiden Seiten angebraten werden.

Fazit

Wir hoffen, Ihnen einen guten Einblick in die ayurvedische Lehre gegeben zu haben. Nun verfügen Sie über ein fundiertes Grundwissen. Weiterhin sind Sie nun in der Lage, ayurvedische Fachbegriffe einzuordnen, das ayurvedische Verständnis von Gesundheit zu erklären und vom westlichen Gesundheitsmodell abzugrenzen. Darüber hinaus kennen Sie die grundlegenden Unterschiede zwischen den ayurvedischen und den westlich-naturwissenschaftlichen Grundannahmen, können sie voneinander abgrenzen und die ayurvedischen Anwendungen auf der Grundlage des ayurvedischen Körper-, Psyche-, Welt- und Selbstkonzepts besser verstehen.

Natürlich dient all das einem Zweck, den Sie nun erreicht haben: Sie können die ayurvedischen Lehren nicht nur verstehen, sondern auch in Ihrem Alltag nutzen und so gesünder leben. Sie sind nun in der Lage, ayurvedische Wege zu beschreiten, um zu mehr Gleichgewicht und Harmonie zu gelangen.

Wir wünschen Ihnen für Ihre Zukunft viel Gesundheit und Harmonie!

Für Fragen oder Anregungen einfach eine Mail an:

kiran.rani@deine-anfrage.com

NOTIZEN

IMPRESSUM

1.Auflage

Kontakt: Kevin Rajkowski / Wendelinusstraße 39 / 76676 Graben-Neudorf

Printed in Poland
by Amazon Fulfillment
Poland Sp. z o.o., Wrocław

85880514R00078